Teresa Mastrota

IVG: incidenza e conoscenza tra le adolescenti e ruolo dell'ostetrica

AF154068

Teresa Mastrota

IVG: incidenza e conoscenza tra le adolescenti e ruolo dell'ostetrica

Quando l'ostetrica informa e promuove scelte consapevoli

Edizioni Accademiche Italiane

Impressum / Stampa
Bibliografische Information der Deutschen Nationalbibliothek: Die Deutsche
Nationalbibliothek verzeichnet diese Publikation in der Deutschen
Nationalbibliografie; detaillierte bibliografische Daten sind im Internet über
http://dnb.d-nb.de abrufbar.
Alle in diesem Buch genannten Marken und Produktnamen unterliegen
warenzeichen-, marken- oder patentrechtlichem Schutz bzw. sind
Warenzeichen oder eingetragene Warenzeichen der jeweiligen Inhaber. Die
Wiedergabe von Marken, Produktnamen, Gebrauchsnamen, Handelsnamen,
Warenbezeichnungen u.s.w. in diesem Werk berechtigt auch ohne besondere
Kennzeichnung nicht zu der Annahme, dass solche Namen im Sinne der
Warenzeichen- und Markenschutzgesetzgebung als frei zu betrachten wären
und daher von jedermann benutzt werden dürften.

Informazione bibliografica pubblicata da Deutsche Nationalbibliothek
(Biblioteca Nazionale Tedesca): la Deutsche Nationalbibliothek novera
questa pubblicazione su Deutsche Nationalbibliografie. Dati bibliografici più
dettagliati sono disponibili in internet al sito web http://dnb.d-nb.de.
Tutti i nomi di marchi e di prodotti riportati in questo libro sono protetti
dalla normativa sul diritto d'Autore e dalla normativa a tutela dei marchi.
Questi appartengono esclusivamente ai legittimi proprietari. L'uso di nomi di
marchi, di nomi di prodotti, di nomi famosi, di nomi commerciali, di
descrizioni dei prodotti, ecc. anche se trovati senza un particolare
contrassegno in queste pubblicazioni, sono considerati violazione del diritto
d'autore e pertanto non possono essere utilizzati da chiunque.

Coverbild / Immagine di copertina: www.ingimage.com

Verlag / Editore:
Edizioni Accademiche Italiane
ist ein Imprint der / è un marchio di
OmniScriptum GmbH & Co. KG
Heinrich-Böcking-Str. 6-8, 66121 Saarbrücken, Deutschland / Germania
Email / Posta Elettronica: info@edizioni-ai.com

Herstellung: siehe letzte Seite /
Pubblicato: vedi ultima pagina
ISBN: 978-3-639-77126-8

Alla mia Calabria e,
alle mie colleghe Ostetriche:
le "grandi" per i preziosi insegnamenti
e le "piccole" per la grande amicizia

INDICE

PREMESSA   pag. 3

INTRODUZIONE   pag. 5

CAPITOLO 1 : L'aborto provocato

- Definizione di aborto spontaneo e provocato   pag. 11
- L'evoluzione storica del regime giuridico dell'aborto
  volontario   pag. 12
- Legge 194/ 78 per la tutela della donna e della maternità   pag. 18
- Salute sessuale e Contraccezione   pag. 21

CAPITOLO 2: Modalità di svolgimento dell'IVG

- Certificazione   pag. 29
- Tecniche utilizzate per l'IVG   pag. 31
- Complicanze relative all'IVG   pag. 36

CAPITOLO 3: Andamento generale del fenomeno

- Andamento generale del fenomeno nel tempo in Italia e in
  rapporto ai Paesi industrializzati   pag. 40
- Andamento del fenomeno per classi d'età, titolo di studio e
  cittadinanza   pag. 44

MATERIALI E METODI   pag. 48

RISULTATI E ANALISI DEI DATI   pag. 52

CONCLUSIONI   pag. 72

BIBLIOGRAFIA   pag. 75

PREMESSA

<< Sei incinta?>> <<..e mo t'arrangi!!!>> Questa è stata la risposta data a Vittoria, una donna calabrese, proprio come me, che parla nella lingua della sua terra e della sua gente, nel monologo di Saverio La Ruina, "La Borto".

Vittoria ha 28 anni e già 7 figli, ecco perché lei come tante altre donne, si sottopone al tentativo di abortire l'ennesimo figlio che arriva quando uno è ancora al seno e l'altro nella culla, fatto dalle mammane e con i ferri da calza, fra atroci sofferenze. Questo è quello che accadeva nella Calabria degli anni '70, mentre oggi, in seguito all'attuazione della Legge 194/78 contenente le norme per la tutela sociale della maternità e per l'interruzione volontaria della gravidanza, l'aborto viene praticato in regime di day hospital e con metodiche atte a proteggere la vita della donna. La stessa storia è raccontata nel film "Il segreto di Vera Drake" ambientato nella Londra degli anni '50 in cui Vera, la protagonista, ha un segreto: pratica aborti clandestini sfidando la moralità di un mondo perbenista e moralista. Pur essendo una buona madre e una irreprensibile moglie, lo fa per aiutare giovani donne che si trovano in difficoltà. Dunque l'aborto è sempre stato, nel corso degli anni, uno degli eventi che ha comportato una elevata morbilità e mortalità materna. Il Sistema di Sorveglianza Epidemiologica delle IVG ha reso possibile seguire l'evoluzione dell'aborto volontario, fornire i dati e la relativa analisi per la relazione annuale del Ministro della Salute, dare risposte a quesiti specifici e fornire indicazioni per ricerche di

3

approfondimento. Nel corso degli anni, l'incidenza dell'IVG è diminuita notevolmente, ma resta invariata tra le adolescenti, mentre la riduzione è più lenta nelle condizioni di maggiore svantaggio sociale e tra le donne straniere. Nel 2008 si è provveduto anche a fornire una stima aggiornata degli aborti clandestini, che risulta essere pari a 15.000 aborti e la maggior parte di essi riguardano proprio l'Italia Meridionale. E' soprattutto tra le adolescenti che il ricorso all'aborto rappresenta l'estrema ratio, in seguito al fallimento dei metodi impiegati per la procreazione responsabile, anche a causa delle scarse conoscenze generali sulla fisiologia della riproduzione e quelle specifiche riguardo l'impiego corretto di tali metodi, come ha confermato il risultato del questionario somministrato alle studentesse delle scuole medie superiori considerate nel Cosentino. È proprio per salvaguardare la salute e la vita della donna che ho pensato a questo progetto, allo scopo di evidenziare qual'è l' incidenza di ricorso all'aborto delle adolescenti e delle giovani donne calabresi e il loro grado di conoscenza delle pratiche abortive. L'obiettivo di questo lavoro è anche quello di non sottovalutare, infine, il ruolo dell'ostetrica nella prevenzione dell'aborto, dato che "L'ostetrica/o, per la tutela e l'attuazione del diritto alla procreazione cosciente e responsabile, presta e assicura con ogni mezzo a sua disposizione, sostegno ed informazioni sui temi della sessualità, della riproduzione e della contraccezione"(codice deontologico dell'ostetrica).

INTRODUZIONE

L'etimologia della parola aborto deriva dal latino *"abortus"*, participio passato del verbo *"aborior"*, che significa *"venir meno nel nascere"*; l'aborto, dunque, è l'interruzione della gravidanza prima che il feto sia capace di vita autonoma. L'aborto può essere *spontaneo* o *procurato*. Per aborto procurato s'intende l'interruzione volontaria della gravidanza effettuata secondo la legge 194/78, mentre, quando viene praticato da persone non qualificate e in ambienti non sterili, si parla di *aborto procurato clandestino*.

L'aborto in passato era una procedura che metteva a serio rischio la vita della donna sia per quanto riguarda la sua salute che la sua libertà in quanto veniva sottoposta a condanna dalla legge del tempo. Gli anni '70 sono gli anni della rivoluzione sociale e delle riforme, ed è proprio il *22 maggio 1978* che il Parlamento italiano promulga la *Legge 194 per la tutela della maternità e per la legalizzazione dell'interruzione volontaria della gravidanza*, finalizzata a prevenire il ricorso all'aborto, a eliminare quello clandestino e a regolare le procedure per l'interruzione volontaria della gravidanza, considerata come *extrema ratio* e non come controllo delle nascite.

Il sistema di sorveglianza ha reso possibile seguire l'evoluzione dell'aborto volontario, fornendo i dati e la relativa analisi per i futuri approfondimenti. Nel corso degli anni si è osservata la riduzione del ricorso complessivo all'aborto e la quasi scomparsa dell'aborto clandestino, con conseguente eliminazione della mortalità e morbosità materna a esso associata. Una stima generale dimostra che si è passati da 234.801 casi di IVG nel 1982 (anno in cui si e' registrato il piu' alto ricorso all'IVG) a 115.372 casi di IVG nel 2010, a 109.538 nel 2011, con una diminuzione di piu' del 50%. Il tasso di abortività è diminuito in tutti i gruppi di età, più marcatamente in quelli centrali, mentre tra le minorenni il tasso di abortività è risultato di 4.4 donne su 1000. Tuttavia, nel corso degli anni è cresciuto notevolmente il contributo da parte delle donne straniere, raggiungendo valori del 33.4% del totale delle IVG nel 2009 rispetto al 10.1% del totale delle IVG nel 1998. In generale, le più rapide riduzioni del ricorso all'aborto sono state osservate tra le donne più istruite, tra le occupate e tra le coniugate, con valori pressoché simili tra donne straniere e donne italiane. Nel 2008 si è provveduto anche a fornire una stima aggiornata degli aborti clandestini; la stima pari a 15.000 aborti (dato approssimativo) è riferita per la maggior parte all'Italia Meridionale. Confrontando i dati italiani (6.9 casi su 1000 donne) con quelli degli altri Paesi industrializzati si è visto che sono tra i più bassi del 2009, in particolare per le donne con età inferiore ai 20 anni:

- 23.0 casi su 1000 donne in Inghilterra e Galles
- 12.7 casi su 1000 donne in Spagna
- 15.2 casi su 1000 donne in Francia
- 20.5 casi su 1000 donne in USA

Tuttavia questo dato è in accordo con i bassi tassi di fecondità registrati tra le minorenni in Italia rispetto agli altri paesi industrializzati, dove i tassi i fecondità tra le adolescenti, soprattutto in Gran Bretagna, Canada e Stati Uniti sono circa il triplo di quelli italiani.

La riduzione del ricorso all'aborto è stato in gran parte determinato dalla maggiore circolazione e dell'informazione e dell'impegno dei servizi, primi fra tutti i consultori familiari.

A questo proposito, l'OMS ha definito la promozione della salute come " quel processo per cui la gente incrementa il controllo e la gestione diretta delle proprie condizioni di benessere e/o disagio". In quest'ottica è stata formulata l'indagine conoscitiva sull'interruzione volontaria di gravidanza e il progetto sul ruolo dell'ostetrica nella prevenzione all'aborto, che ha come destinatari gli adolescenti, poiché educare ad un concetto di vita basato sulla salute significa fornire agli adolescenti gli strumenti utili per fruire di una sessualità serena, consapevole e sicuramente più matura. L'interesse per questo argomento nasce dai dati pervenuti da indagini su conoscenza, attitudini e comportamenti riguardo la salute riproduttiva condotte recentemente in Italia tra gli/le adolescenti, che mostrano scarsa conoscenza della fisiologia della riproduzione, a fronte di buoni livelli di responsabilità e desiderio di consapevolezza. Dunque, è nata l'idea di stilare e somministrare un questionario alle studentesse di alcune scuole medie superiori del

Cosentino, in modo tale da avere informazioni sulla loro partecipazione ai corsi di educazione sessuale nelle scuole e il grado di interesse; sulla conoscenza dei metodi contraccettivi e le fonti di apprendimento; sulla conoscenza delle metodiche e dei rischi legati all'interruzione volontaria di gravidanza; sulle preferenze riguardanti il personale dal quale attingere queste informazioni; non tralasciando dati su età, nazionalità e tipo di scuola frequentata, dato che il livello culturale e la nazione d'origine rappresentano sicuramente delle variabili importanti nel contesto generale del ricorso all'IVG, in Calabria e sul restante territorio nazionale. Attraverso il questionario e il successivo incontro frontale con i ragazzi, si è cercato di cogliere le loro opinioni circa l'educazione sessuale ricevuta, ma soprattutto i loro suggerimenti rispetto alla progettazione di nuovi interventi, alle figure di riferimento da privilegiare, tra cui l'ostetrica, e ai contesti più adeguati per realizzare tali iniziative.

L'obiettivo di questo progetto è rappresentato dall'offerta di *counselling* e sostegno sulla procreazione consapevole che dovrebbe costituire un obbligo professionale per l'ostetrica, anche a testimonianza della capacità attraverso i servizi preposti, di realizzare interventi integrati e non settoriali e frammentati. In questo programma è essenziale la modalità operativa dell'offerta attiva, cioè la capacità concreta di superare le barriere della comunicazione, perciò corsi di informazione ed educazione sessuale nelle scuole dovrebbero essere impostati secondo la metodologia dell'*empowerment*, affinchè il panorama dell'IVG venga radicalmente cambiato. Solo così può essere assicurata una più omogenea riduzione dei tassi specifici di abortività. Alla luce dell'assunzione dell'aborto, tra gli adolescenti, come estrema ratio e non come scelta d'elezione, il più importante contributo in assoluto è dato dai programmi di promozione della procreazione responsabile, offerti anche dall'ostetrica, attraverso l'informazione e l'educazione sessuale tra gli/le adolescenti nelle scuole e nei conseguenti "spazi giovani" presso le sedi consultoriali; a fare il resto rimane l'attività di *counselling* a chi si rivolge spontaneamente al consultorio sia per una esplicita richiesta di sostegno per la procreazione responsabile, sia per altre motivazioni a partire dalle quali, con l'arte della maieutica, si può far emergere un bisogno ancora non espresso. Un secondo contributo si ottiene attraverso l'effettuazione di uno o più colloqui con membri di una *équipe* professionalmente qualificati, come quelli consultoriali, al momento della richiesta della certificazione; infine, una terza possibilità di prevenzione riguarda la riduzione del rischio di aborto ripetuto attraverso un approfondito colloquio (la cui accettazione dipende dalla modalità con cui viene offerto) mediante il quale si analizzano le condizioni del fallimento del metodo impiegato per evitare la gravidanza e si promuove una migliore competenza.

CAPITOLO 1

L'aborto provocato

1. Definizione di Aborto provocato

In passato si definiva *"aborto"* l'interruzione della gravidanza entro il 180° giorno completo di amenorrea, ossia 25 settimane e 5 giorni di età gestazionale. L'evoluzione e i progressi avvenuti sia in campo ostetrico che neonatologico hanno imposto una revisione dei termini legislativi riguardanti l'aborto. Secondo la *"Società Italiana di Medicina Perinatale"* l'aborto rappresenta un evento clinico che, in seguito ad un inizio spontaneo del travaglio a qualsiasi stadio dopo l'impianto, porta all'espulsione parziale o completa del prodotto del concepimento. Il feto, se presente, pesa 499 grammi o meno o, qualora il peso sia sconosciuto, la gravidanza è durata meno di 22 settimane complete o il feto risulta avere un CRL minore di 25 cm .

Tenendo conto dei fattori causali si distingue l'*aborto spontaneo* e quello *provocato,* che a sua volta comprende sia l'*interruzione volontaria della gravidanza* a richiesta della paziente nelle circostanze previste dalla legge, sia l'*aborto illegale o clandestino.*

L'*aborto spontaneo* è l'interruzione della gravidanza avvenuta in modo naturale, non causata da un intervento esterno; il periodo a maggior rischio è il primo trimestre, mentre le cause più frequenti di aborto spontaneo, nelle varie epoche di gravidanza, sono: anomalie cromosomiche, fattori immunologici, anomalie strutturali embrione/feto, malformazioni uterine, beanza cervicale, gravidanza multipla, malattie sistemiche materne, ecc.

L'*aborto provocato*, invece, consiste nell'interruzione intenzionale del processo fisiologico della gravidanza, che ha come conseguenza la morte del prodotto del concepimento in qualsiasi momento essa si verifichi.

2. *Evoluzione storica del regime giuridico dell'aborto volontario*

La procedura dell'aborto provocato ha subito una serie di mutamenti nel corso della storia, riguardanti sia le modalità tecniche di svolgimento che legislative, prima dall'attuazione, in Italia, della *Legge n. 194 del 22 maggio 1978* attraverso la quale <<Lo Stato garantisce il diritto alla procreazione cosciente e responsabile, riconosce il valore sociale della maternità e tutela la vita umana dal suo inizio. >>

Nelle culture matriarcali, e in quella celtica dove la discendenza più importante era quella materna, l'aborto era a discrezione della donna. In genere non veniva praticato poiché considerato un insulto alle divinità femminili della rinascita e della feritilità; si supponeva che rifiutare una vita donata dalla Dea portasse sfortuna al clan, era invece consentito far morire i propri figli, soprattutto, se menomati fisicamente.

La donna assira che abortiva e veniva scoperta era impalata.

Nell'Antica Grecia e nell'Antica Roma, con una società di tipo patriarcale, l'aborto era comunemente praticato, soprattutto per i figli nati da relazioni extra coniugali, come anche la contraccezione. Sorano, un medico greco che esercitava a Roma nel III secolo d. C., descrive l'uso di tappi vaginali di lana inzuppati di olio acido, miele, colla di cedro, melograno e polpa di fico per prevenire il concepimento. A Sorano, inoltre, spetta il merito di aver definito nella sua opera *"Gynecia"* la differenza tra contraccezione *"atokion"* e aborto *"phtorion":* la prima indica un metodo che previene il concepimento, il secondo è invece un rimedio che elimina il feto. Tuttavia, dati gli enormi rischi per la donna gravida di una pratica così delicata (tra l'altro eseguita nelle fasi tardive della gravidanza, mentre oggi l'aborto si pratica nel primo trimestre), Ippocrate vieta ai suoi seguaci di operare aborti. « *[...] Giammai, mosso dalle premurose insistenze di alcuno, propinerò medicamenti letali né commetterò mai cose di questo genere. Per lo stesso motivo mai ad alcuna donna suggerirò prescrizioni che possano farla abortire, ma serberò casta e pura da ogni delitto sia la vita sia la mia arte.* » (Giuramento di Ippocrate)

Nel Medioevo San Tommaso e Sant'Agostino sostenevano che l'embrione non avesse un'anima finchè non assumeva forma umana, ma al di là del problema dell'animazione del feto, secondo le leggi dell'Europa cristiana medievale e moderna, l'aborto volontario costituiva un reato in quanto la Chiesa afferma che feto ed embrione sono persone e devono essere trattate come tali.

Negli ultimi due secoli l'aborto assume varie connotazioni, diventa delitto contro la persona, contro l'istituzione del matrimonio, contro lo Stato e la Stirpe *(legge Rocco del 1930)*, ma non è ancora concepito come omicidio. Tuttavia tra la gente più disagiata, del popolo, numerosi erano i disperati tentativi delle donne per risolvere a modo loro la gravidanza indesiderata e si affidavano il più delle volte alle mammane, donne anziane che utilizzavano ferri ed erbe per praticare l'aborto. L'ultimo affronto a questa situazione già enormemente critica era che si trattava di un atto fuori legge (siamo negli anni '70, prima dell'approvazione della legge sull'aborto) e se scoperte si pagava con la galera quando, dopo strazianti sofferenze, non si moriva magari dissanguate. Altre complicanze legate a queste tecniche abortive erano perforazione d'utero, infezioni, avvelenamenti. Unica causa legalmente riconosciuta di giustificazione dell'aborto era la stretta necessità di salvare la vita della madre.

L'*aborto clandestino* era praticato da persone incompetenti, con strumentario inadeguato e in ambienti non sterili, in ogni caso contro legge.

Negli anni settanta, con la rivoluzione sessuale e le manifestazioni femministe, si assiste invece alla legalizzazione dell'aborto, nel primo trimestre di gravidanza, mentre i movimenti antiabortisti, promossi e sostenuti dalla Chiesa, iniziano invece a paragonare esplicitamente l'aborto a un omicidio.

Complessivamente, oggi, la pratica dell'aborto volontario viene svolta in buona parte del mondo a discrezione della donna nei primi mesi della gestazione. Può essere motivata da ragioni di ordine medico, come la presenza di gravi malformazioni al feto, di pericolo per la salute della madre, nel caso in cui il feto sia frutto di una violenza carnale ai danni della madre o per altri motivi indipendenti dalla condizione di salute della madre o del feto, come la condizione economica, familiare o sociale.

Negli *Stati Uniti* la Corte Suprema ha stabilito (nella sentenza *Roe v. Wade* del 1973) che la Costituzione riconosce alla donna (come elemento del suo più generale *right of privacy*) il diritto di interrompere a suo libero giudizio la gravidanza. Lo Stato ha peraltro il potere di regolare in certa misura con legge la libertà della donna, per la tutela della salute di lei, per ragioni di politica demografica o per altri motivi. Tale potere non può però andare al di là dell'imposizione dell'obbligo di consultare un medico di fiducia prima di procedere all'aborto nel primo trimestre di gravidanza, e dell'obbligo di sottoporsi all'operazione in una clinica pubblica o privata autorizzata nel secondo trimestre. Solo con l'inizio del terzo trimestre lo Stato può vietare (e punire) l'effettuazione di aborti volontari (salvo che non si tratti di aborto necessario per salvare la vita della gestante). Lo Stato federale ha vietato (con l'approvazione della Corte) l'impiego di fondi federali destinati all'assistenza medica per finanziare operazioni d'aborto (i cui costi restano dunque a carico delle pazienti).

Nell'*Unione Sovietica* fin dal 1920 (e nei paesi dell'Europa orientale dopo la seconda guerra mondiale) il principio generale è stato quello della sostanziale libertà di aborto nei primi mesi della gravidanza.

Dal 1949 l'ordinamento del *Giappone* si informa a una normativa che rende possibile l'aborto volontario entro la ventottesima settimana di gravidanza anche solo per motivi economici.

Nell'*Europa Occidentale,* la Corte europea dei diritti dell'uomo (in base a una Convenzione sottoscritta da tutti gli Stati di questa parte del continente) ha escluso che alla donna sia garantita una libertà di abortire così ampia come quella sancita dalla Corte Suprema americana, spettando agli ordinamenti dei vari Stati di determinarne in concreto l'ampiezza.

In *Inghilterra, Scozia e Galles* la legge di liberalizzazione del 1967 stabilisce che non può considerarsi reato l'aborto effettuato da un medico col consenso della donna quando due medici attestino: 1) che la continuazione della gravidanza implicherebbe un rischio per la vita della gestante, o la probabilità di un danno alla salute fisica o mentale di lei o dei figli già esistenti nella sua famiglia, più grave di quello che deriverebbe dall'interruzione della gravidanza (per la valutazione del danno probabile si tiene conto della situazione ambientale); 2) che esiste il rischio che il concepito nasca con tali deformità fisiche o mentali da farne un anormale. Le spese dell'operazione, se effettuate in ospedale pubblico, sono a carico dello Stato.

In *Francia* la legge del 1975 prevede che la donna, cui la continuazione della gravidanza cagionerebbe un grave disagio (*détresse*), possa ottenere l'aborto nelle prime dieci settimane dal concepimento dopo avere consultato un medico e un istituto di informazione familiare che la ragguaglino sui rischi dell'operazione e sugli aiuti che potrebbe ottenere in caso di maternità. La decisione finale spetta comunque alla donna, l'operazione va effettuata in ospedale pubblico o privato autorizzato, e le spese sono a carico di fondi pubblici.

In *Italia* la Corte Costituzionale (sentenza n. 27 del 1975) ha dichiarato incostituzionale la punizione dell'aborto volontario quando venga effettuato a tutela non solo della vita ma anche della salute fisica o psichica della donna. Ha in seguito implicitamente ritenuto che una eventuale totale 'liberalizzazione' legislativa dell'aborto - rimettente per intero ed esclusivamente alla donna il potere di decidere non solo circa l'interruzione della gravidanza, ma anche circa i suoi tempi e le sue modalità - non contrasterebbe con la Costituzione (sentenza n. 26 del 1981). Muovendosi dentro il quadro costituzionale delineato dalla Corte, la legge n. 194 del 1978 ha in pratica reso possibile alla donna di ottenere liberamente un aborto, se lo desidera, entro i primi novanta giorni della gravidanza.

Inoltre, mediante una risoluzione del Parlamento Europeo in materia di sessualità e riproduzione 2001/2128, approvata il 3 luglio 2002, questo:

- raccomanda che, al fine di salvaguardare la salute e i diritti riproduttivi femminili, l'aborto debba essere *legale, sicuro e accessibile a tutti;*
- invita i governi degli Stati membri a dei paesi candidati ad astenersi, in qualunque caso, dal perseguire le donne che si sono sottoposte ad aborto illegale;

- raccomanda ai governi degli stati membri e dei paesi candidati di garantire che vengano fornite informazioni imparziali, scientifiche e chiaramente comprensibili, nonché una consulenza analoga, sulla salute riproduttiva e sessuale , compresa la prevenzione delle gravidanze indesiderate, ma anche sui rischi che comportano gli aborti pericolosi praticati in condizioni non adeguate.

3. *Legge 194/ 78 per la tutela della donna e della maternità*

Dal 22 maggio 1978 la legge italiana n. 194 consente anche in Italia l'interruzione volontaria di gravidanza. Gli articoli di tale legge ne regolano l'attuazione rilevando in particolare che "lo Stato garantisce il diritto alla procreazione cosciente e responsabile, riconosce il valore sociale della maternità e tutela la vita umana dal suo inizio." Inoltre, l'interruzione volontaria di cui alla presente legge non è un mezzo per il controllo delle nascite (art.1). Questo articolo contiene dichiarazioni di massima rilevanza, poiché afferma che lo Stato garantisce il diritto alla procreazione a tutte le persone, senza distinzioni di sesso, cittadinanza, età, ecc. a condizione che abbiano la capacità di intendere e di volere; riconosce il valore sociale della maternità senza menzionare la paternità in quanto si fa riferimento al principio di autodeterminazione della donna e tutela la vita umana dal suo inizio.

I *consultori familiari* istituiti dalla legge italiana *n. 405 del 29.07.1975,* fermo restando quanto stabilito dalla stessa legge, assistono la donna in stato di gravidanza:

a. informandola sui diritti a lei spettanti in base alla legislazione statale e regionale e sui servizi sociali, sanitari e assistenziali concretamente offerti dalle strutture operanti nel territorio;

b. informandola sulle modalità idonee a ottenere il rispetto delle norme della legislazione sul lavoro a tutela della gestante;

c. contribuendo a far superare le cause che potrebbero indurre la donna all'interruzione della gravidanza. (art. 2)

Questo articolo è di fondamentale importanza perché fa obbligo esplicito di informare la gestante sui servizi disponibili e sulle normative che potrebbero far superare le cause alla base della richiesta di interrompere la gravidanza, ribadito nuovamente dall'art. 5; ed è proprio in questo ambito e in questa sede, più degli altri, che l'ostetrica/o svolge il proprio ruolo di professionista sanitario in quanto "presta assistenza rispettando la dignità e la libertà della persona promuovendo la consapevolezza in funzione dei valori etici, religiosi e culturali, nonché, delle condizioni sociali nella esclusiva salvaguardia della salute degli assistiti poiché "tutela la dignità e promuove la salute femminile in ogni età".

Le modalità di svolgimento, le strutture adibite e le circostanze necessarie riguardanti l'interruzione di gravidanza entro i primi 90 giorni sono riportate negli artt. 4 e 5 della suddetta legge vigente; tra questi sono previste anche motivazioni di ordine sociale dichiarate dalla gestante per giustificare l'interruzione volontaria della gravidanza, a condizione che rechino pregiudizio alla salute di lei, fisica o psichica; mentre gli artt. 6, 7 e 8 regolano l'interruzione di gravidanza dopo i primi 90 giorni.

Se la donna è di età inferiore ai 18 anni, per l'interruzione di gravidanza è richiesto l'assenso di chi esercita sulla donna stessa la potestà o la tutela (art. 12) oppure l'assenso del giudice; mentre se la donna e' interdetta per infermità di mente la richiesta può essere presentata, oltre che da lei personalmente, anche dal tutore o dal marito non tutore, che non sia legalmente separato. Nel caso di richiesta presentata dall'interdetta o dal marito, deve essere sentito il parere del tutore (art. 13).

Il personale sanitario ed esercente le attività ausiliarie non è tenuto a prendere parte alle procedure e agli interventi per l'interruzione della gravidanza quando sollevi *obiezione di coscienza* con preventiva dichiarazione (art. 9). L'obiezione di coscienza non può essere invocata dal personale sanitario, ed esercente le attività ausiliarie quando, data la particolarità delle circostanze, il loro personale intervento e' indispensabile per salvare la vita della donna in imminente pericolo.

4. Salute sessuale e contraccezione

La salute sessuale e riproduttiva comprende, nella definizione dell'Organizzazione Mondiale della Sanità, lo stato di benessere fisico, mentale e sociale, correlato al sistema riproduttivo e alle sue funzioni; questo implica che le donne e gli uomini devono essere in grado di condurre una vita sessuale responsabile, soddisfacente e sicura e avere la capacità di riprodursi e la libertà di decidere. La sessualità e la riproduzione vengono quindi considerate entro la prospettiva dei diritti umani, per cui l'OMS pone, tra gli obiettivi prioritari in Europa, la salute sessuale e riproduttiva delle/dei giovani. Tuttavia, una visione generale sull'educazione sessuale in 26 stati europei (*A reference guide to policies and practices*, Sexuality Education in Europe, 2006) riflette una realtà in cui i metodi e le politiche adottate sono molto diversi tra uno stato e l'altro, in quanto influenzati da idee culturali, sociali, religiose e politiche differenti. Secondo la guida, l'educazione sessuale dovrebbe essere integrata nelle scuole, attraverso le varie materie scolastiche e in diverse tappe, eccetto la scuola primaria, come accade ad esempio in Portogallo e Belgio, dove viene introdotta attraverso gli insegnamenti di Biologia, Religione e Filosofia.

In Italia, non essendoci una legge ufficiale sull'educazione sessuale, esistono notevoli differenze nelle diverse aree del Paese, con una particolare discrepanza tra Nord e Sud. Alcuni studi condotti nel 2000 (*Donati et al 2000)* hanno concluso che è necessaria una stretta collaborazione tra la scuola e i servizi preposti alla promozione dell'informazione e prevenzione in ambito riproduttivo tra gli adolescenti. A questo punto il nostro sistema sanitario nazionale assume come priorità:

- l'educazione dei giovani sui temi della sessualità e della riproduzione (ma anche della promozione di competenze di vita, attitudini positive e valori come il rispetto di sé e per gli altri, autostima, senso di responsabilità, attitudine positiva verso la propria vita sessuale e riproduttiva);

- la riduzione delle gravidanze nelle adolescenti;

- la contraccezione (una reale esigenza, visti i dati che evidenziano che il 20,5% delle ragazze minori di 15 anni ha già avuto rapporti sessuali, che nel 2004 le IVG per le ragazze minori di 20 anni è stato l'8,2% del totale delle IVG, che la maggioranza delle donne che richiedono la contraccezione di emergenza sono di età inferiore a 25 anni, nubili e nullipare).

E ancora una volta risulta essere di primaria importanza il ruolo dell'ostetrica, la quale, come espresso nel Codice Deontologico, *per la tutela e l'attuazione del diritto alla procreazione cosciente e responsabile, presta ed assicura con ogni mezzo a sua disposizione, sostegno ed informazione sui temi della sessualità, della riproduzione e della contraccezione.* (p. 3.15)

La contraccezione può essere oggi attuata con mezzi farmacologici, meccanici o comportamentali mirati ad inibire la produzione dei gameti o ad impedire la fecondazione. L'enorme quantità di studi epidemiologici e clinici, eseguiti nei vari Paesi nel corso degli ultimi anni, permettono oggi un'ampia, articolata e vantaggiosa possibilità di scelta tra le diverse metodiche contraccettive , ma la

scelta è comunque basata da un lato sull'efficacia (espressa mediante l'indice di

Pearl che dovrebbe essere inferiore ad 1) e sulla convenienza e dall'altra sui

rischi e benefici della metodica.

I principali metodi contraccettivi vengono classificati in:

1. *CONTRACCEZIONE D'EMERGENZA*

La *CE* può essere un intervento farmacologico (ormonale) oppure non

farmacologico (dispositivo intrauterino-IUD) che usato tempestivamente ha lo

scopo di prevenire una gravidanza indesiderata dopo un rapporto sessuale a

rischio. Il termine emergenza sottolinea che tale forma di contraccezione deve

rappresentare una misura occasionale e non sostituire un regolare metodo

contraccettivo. La formulazione attualmente impiegata ha come principio attivo

il levonorgestrel e deve essere assunta entro 72 ore dal rapporto non

adeguatamente protetto. Dal 2 aprile 2012 arriva anche in Italia la pillola dei 5

giorni dopo, il nuovo farmaco contraccettivo d'emergenza a base di Ulipristal

acetato. Il farmaco richiede una ricetta medica non ripetibile come per la "pillola

del giorno dopo", ma a differenza della precedente è necessario prima della

prescrizione, che il medico verifichi l'assenza di una gravidanza preesistente

attraverso l'esito negativo di un test a base di beta Hcg.

2. *METODI CONTRACCETTIVI ORMONALI*

In questa classe sono compresi: la *pillola estro-progestinica, l'anello vaginale, il*

cerotto trandsermico. La *pillola* contiene due ormoni di sintesi (estrogeni e progestinici) sia in forma combinata che sequenziale e agisce bloccando l'ovulazione inducendo l'ipofisi a non stimolare più le ovaie con i suoi ormoni; modifica la consistenza del muco prodotto all'interno del canale cervicale (che dà accesso all'utero) rendendolo impenetrabile agli spermatozoi; modifica la mucosa dell'utero rendendola inadatta all'annidamento del prodotto del concepimento.

L'*anello vaginale* rilascia dosaggi bassissimi e costanti di estrogeni e progestinici, il quale determina un'inibizione dell'attività ovarica e quindi dell'ovulazione sovrapponibile a quella di una pillola orale, ma risente meno del rischio di dimenticanze o ritardi di assunzione, delle variazioni dell'assorbimento intestinale.

Il *cerotto transdermico* è un contraccettivo ormonale a basso dosaggio ed ha la particolarità di essere assunto per via cutanea. Si tratta di un sottile cerotto composto da tre strati: contiene norelgestromina (un progestinico) etinilestradiolo (l'estrogeno presente in tutte le pillole) e ne rilascia la dose giornaliera necessaria. Può essere collocato sui glutei, su braccio e spalla, sulla parte bassa dell'addome, tranne che sul seno.

3. METODI DI BARRIERA

I metodi di barriera sono : *il condom e il diaframma.*

Il *condom maschile* è una sottilissima guaina di gomma che avvolge completamente il pene in erezione evitando il contatto diretto con l'apparato genitale della donna influendo in modo minimo sulla sensibilità di entrambi.

L'efficacia contraccettiva del profilattico dipende da un suo buon utilizzo e, inoltre, protegge anche dal rischio di contrarre malattie a trasmissione sessuale, dal Trichomonas all'AIDS.

Il *preservativo femminile* (FC–female condom) è una morbida e resistente guaina trasparente che si inserisce nella vagina prima di un rapporto sessuale, proteggendo sia dalla gravidanza che dalle malattie a trasmissione sessuale. Esso forma una barriera tra il pene e la vagina, la cervice e i genitali esterni. Il preservativo femminile è disponibile in Europa dal 1992 ed è ora presente in dozzine di paesi in tutto il mondo; è approvato dalla FDA e dall'OMS che ha raccomandato la sua inclusione nella lista dei prodotti essenziali nei programmi di prevenzione.

Il *diaframma* è una cupola di gomma, fissata su un anello flessibile che la donna colloca sul fondo della vagina, che copre il collo dell'utero ed impedisce agli spermatozoi di penetrarvi. Deve essere utilizzato con un prodotto spermicida, da spalmare sui bordi e sul fondo, altrimenti la sua efficacia diminuisce notevolmente e deve essere tenuto in vagina per almeno 6 ore dopo il rapporto.

Il ginecologo o l'ostetrica prescrivono il diaframma dopo una visita ginecologica, poiché questo strumento deve adattarsi perfettamente alla donna che lo utilizza e deve essere, quindi, della misura esatta.

4. METODI NATURALI

I *metodi naturali* consistono nell'astinenza dai rapporti sessuali durante il periodo fecondo. Ciò che differenzia i diversi metodi sono le modalità con cui vengono individuati i giorni fecondi.

Con il *metodo Ogino-Knaus* la donna individua i giorni durante i quali probabilmente avviene l'ovulazione osservando la lunghezza dei suoi cicli per un periodo piuttosto lungo (1 anno); se in questi giorni si astiene dai rapporti sessuali, le probabilità di una gravidanza saranno molto basse. È un metodo poco affidabile, poiché il giorno dell'ovulazione è spesso imprevedibile e può essere anticipato o ritardato da uno stress, un cambio di clima o di stagione, una malattia, una dieta.

Con il *metodo della temperatura basale* il periodo non fertile viene individuato osservando la curva della temperatura, questa aumenta rapidamente (di circa cinque decimi di grado) sotto l'influenza di un ormone, e rimane a questo livello fino alla comparsa delle mestruazioni. Ogni donna ha una propria temperatura di base, che può essere diversa da quella di altre donne, ma in tutte si verifica un rialzo dopo l'ovulazione. È dunque individuando questo rialzo che è possibile capire quando l'ovulazione è avvenuta.

Con il *metodo Billings* il periodo fecondo viene individuato attraverso l'osservazione del muco cervicale, prodotto nel canale che dà accesso all'utero e presente nelle perdite vaginali. In particolare, con l'avvicinarsi dell'ovulazione la donna può verificare la presenza di una certa quantità di muco ed una sensazione di lubrificazione della vulva e della vagina. Nei giorni immediatamente precedenti o successivi il muco cambia aspetto e consistenza, diventa più fluido, trasparente ed elastico. Quando il muco presenta queste caratteristiche la donna è nel periodo fecondo e deve astenersi dai rapporti sessuali.

CAPITOLO 2

Modalità di svolgimento dell'IVG

1. *Certificazione*

Per l'interruzione volontaria di gravidanza entro i primi 90 giorni, la donna che accusi circostanze per le quali la prosecuzione della gravidanza, il parto o la maternità comporterebbero un serio pericolo per la sua salute fisica o psichica, in relazione o al suo stato di salute, o alle sue condizioni economiche, o sociali o familiari, o alle circostanze in cui e' avvenuto il concepimento, o a previsioni di anomalie o malformazioni del concepito, si rivolge ad un consultorio pubblico o ad una struttura socio-sanitaria a ciò abilitata dalla regione, o a un medico di sua fiducia (art. 4) .

I Sanitari hanno il compito, in ogni caso, e specialmente quando la richiesta di interruzione della gravidanza sia motivata dall'incidenza delle condizioni economiche o sociali o familiari sulla salute della gestante, di esaminare con la donna e con il padre del concepito, ove la donna lo consenta, nel rispetto della dignità e della riservatezza della donna e della persona indicata come padre del concepito, le possibili soluzioni dei problemi proposti, di aiutarla a rimuovere le cause che la porterebbero all' interruzione della gravidanza, di metterla in grado di far valere i suoi diritti di lavoratrice e di madre, di promuovere ogni opportuno intervento atto a sostenere la donna, offrendole tutti gli aiuti necessari sia durante la gravidanza sia dopo il parto (art. 5). In definitiva il medico è tenuto ad accertare e certificare:

- L'identità della donna, che a lui si è rivolta;
- L'esistenza della gravidanza e l'epoca della stessa;

- L'età della donna;

- La richiesta e i motivi e, l'avvenuta informazione sui diritti a lei spettanti e sugli interventi di carattere sociale cui può far ricorso;

- L'avvenuta informazione sui consultori e sulle strutture socio-sanitarie o gli ospedali dove, dopo il termine di sette giorni, la donna potrà rivolgersi;

- La data del rilascio così da certificare che la donna ha richiesto l'interruzione all'epoca indicata.

Questo certificato, impropriamente definito "documento" dalla L. 194/78, deve essere firmato anche dall'assistita e una copia le viene rilasciata affinchè con essa possa presentarsi alla struttura prescelta per effettuare l'interruzione. In caso di urgenza, il medico rilascia immediatamente un certificato attestante l'urgenza.

Anche per il 2009 il consultorio familiare ha rilasciato più documenti e certificazioni (39.4 %) degli altri servizi. Valori di molto superiori alla media nazionale, che indicano un ruolo più importante del consultorio, si osservano in Piemonte (64.2%), in Emilia Romagna (61.6%), nel Lazio (48.9 %), in Umbria (51.3%) e in Toscana (51 %). In generale si osservano percentuali più basse nell'Italia meridionale ed insulare, dove la carenza di servizi e di personale è più consistente. Un quadro sintetico per area geografica e per cittadinanza risulta come segue:

IVG (%) per certificazione, cittadinanza e area geografica, 2009

	certificazione							
	Consultorio Fam.		Medico di Fiducia		Servizio Ost. Gin.		Altra Struttura	
	Italiane	Straniere	Italiane	Straniere	Italiane	Straniere	Italiane	Straniere
NORD	41.9	59.6	31.4	17.5	25.0	21.2	1.7	1.7
CENTRO	45.2	53.8	24.9	16.6	26.3	26.8	3.6	2.8
SUD	17.6	24.5	37.6	29.2	43.4	45.1	1.4	1.2
ISOLE	14.3	19.1	31.3	23.7	53.1	56.0	1.3	1.2
ITALIA	**32.7**	**52.7**	**31.9**	**18.8**	**33.4**	**26.6**	**2.0**	**1.9**

Elaborazioni su dati Istat

Da poco meno di un decennio si è osservata una tendenza all'aumento del ruolo dei consultori familiari, prevalentemente determinato dal contributo delle donne straniere, le quali, come rilevato dalla tabella precedente, ricorrono più frequentemente a tale servizio, in quanto a più bassa soglia di accesso e dove è spesso presente il mediatore culturale.

2. Tecniche utilizzate per l'IVG

Le modalità tecniche con le quali nelle varie condizioni si può attuare un'interruzione volontaria della gravidanza sono classificate principalmente in chirurgiche e farmacologiche.

L' interruzione volontaria di gravidanza attraverso il metodo farmacologico è una procedura, distinta in più fasi, che si basa sull'assunzione di almeno due principi attivi diversi, il *mifepristone (RU486)* che agendo sui recettori del progesterone determina la cessazione della vitalità dell'embrione, e una *prostaglandina*, a distanza di 48 ore l'una dall'altra, che determina invece, l'espulsione del prodotto abortivo. Sono state approvate le linee di indirizzo sull'IVG con mifepristone e prostaglandine nel 2010, attraverso le quali il

Consiglio Superiore di Sanità ha segnalato la necessità che questa pratica abortiva debba avvenire, in ogni sua fase fino al completamento della procedura, all'interno di una delle strutture indicate dall'art. 8 della L. 194/78. L'atto farmacologico si articola in un percorso temporale piuttosto lungo, quasi mai inferiore a tre giorni e vi sono implicazioni estremamente importanti dal punto di vista psicologico sulla donna che ha deciso di seguire questo difficile e doloroso percorso. Si rende pertanto necessario ed essenziale il consenso informato, consenso pienamente informato, chiaro ed inequivoco avente la finalità di rendere la donna pienamente consapevole delle sue scelte e valutazioni. Per le minorenni l'IVG farmacologica è sconsigliabile e, quindi, andrebbero escluse da questa procedura le minori senza il consenso dei genitori, valutando difficile l'adesione al percorso terapeutico in tale situazione. Inoltre, di fondamentale importanza sono i criteri di ammissione al trattamento che si basano su:

- Gravidanza in utero con amenorrea entro 49 giorni/datazione ecografica età gestazionale entro 35 giorni;

- Documento/certificato di richiesta IVG;

- Consenso informato, debitamente compilato e sottoscritto;

- Disponibilità al ricovero ordinario fino a completamento della procedura;

- Disponibilità ad effettuare il controllo a distanza, entro 14-21 giorni dalla dimissione.

Infine, bisogna considerare alcuni criteri clinici e non.

Dal 2005 alcuni istituti hanno utilizzato l'approccio farmacologico per l'interruzione della gravidanza, così come già presente da diversi anni negli altri Paesi (Francia, Inghilterra, Germania, USA, Austria, Spagna) e come raccomandato per gli aborti precoci nelle linee guida elaborate dall'OMS (*Safe Abortion: Technical and Policy Guidance for Health Systems. WHO,2003)* e da altre Agenzie internazionali. Tuttavia il Mifespristone (RU486) per l'aborto medico è stato utilizzato, nel 2008 e nel 2009, solo in quattro Regioni (Emilia Romagna, Toscana, Marche e Puglia) e in una provincia autonoma, Trento.

Le tecniche chirurgiche si basano sullo svuotamento strumentale della cavità uterina, estraendo nel modo più completo tutti i tessuti appartenenti all'embrione e i relativi annessi. A seconda del periodo di gestazione viene effettuato con metodologie diverse:

- L'*isterosuzione* utilizzata solo entro le prime *8 settimane di età gestazionale.* Consiste nell'aspirazione dell'embrione attraverso una cannula introdotta attraverso la cervice ed è spesso necessaria una limitata dilatazione del canale cervicale. Pertanto è opportuna un'anestesia generale, anche se in alcuni casi può essere sufficiente eseguire un blocco paracervicale con un anestetico locale.

- Dalle *9 alle 12 settimane di età gestazionale* viene eseguita solitamente la *dilatazione e la revisione della cavità uterina.* In seguito alla dilatazione del canale cervicale, si pratica l'aspirazione endouterina, qualche volta associata all'uso della pinza ad anelli per completare l'estrazione di tutto il materiale. Infine, l'intervento viene ultimato praticando la revisione della cavità con un cucchiaio smusso.

- Dalle *13 alle 15 settimane di età gestazionale* si fa precedere l'intervento di *svuotamento e revisione della cavità uterina* con l'applicazione di una candeletta dilatatrice idrofila sintetica nel canale cervicale in modo da avere un'adeguata cedevolezza del collo uterino ed evitare il metodo tradizionale.

- Dalle *16 alle 22 settimane di età gestazionale* l'aborto può essere indotto mediante l'infusione endovenosa di un analogo sintetico della PGE_2 oppure mediante l'utilizzo di candelette vaginali di un analogo sintetico della PGE_1. Tale farmaco ha un notevole effetto stimolante le contrazioni uterine ed un'azione dilatante la cervice; al bisogno è possibile associare un'infusione endovenosa di ossitocina. Tuttavia, al termine dell'espulsione fetale e degli annessi fetali, si consiglia una revisione della cavità uterina.

- *Dopo le 22 settimane di età gestazionale,* secondo la legge vigente in Italia, poiché sussiste la possibilità di vita autonoma del feto, l'interruzione volontaria di gravidanza (L. 194/78, art.6) può essere praticata solo adottando ogni misura idonea a salvaguardare la vita del feto.

Secondo la relazione annuale del Ministro della Salute sull'attuazione della L.194/78 è stato evidenziato che, per quanto riguarda la tipologia di intervento, l'isterosuzione rappresenta la tecnica più utilizzata anche nel 2009,

sebbene permane un 12,6% di interventi effettuati con raschiamento, tecnica a

maggior rischio di complicanze, con valori nettamente più alti rispetto alla

media nazionale nelle Regioni meridionali e insulari (soprattutto Sardegna,

Calabria, Abruzzo e Sicilia).

IVG (%) per tipo di intervento, 1983-2009

0	Raschiamento	Isterosuzione	Karman	Altro
1983	24.5	46.7	28.3	0.6
1987	17.8	37.9	43.7	0.5
1991	15.8	33.4	50.2	0.6
1995	14.9	24.8	57.5	2.8
2000	15.6	19.5	63.6	1.3
2004	13.3	20.2	64.9	1.6
2007	11.2	22.9	63.3	2.5
2008	12.0	22.8	63.0	2.3
2009	12.6	21.5	63.4	2.4

IVG (%) per tipo di intervento, cittadinanza e area geografica, 2009

	Tipo di intervento							
	Raschiamento		Isterosuzione		Karman		Altro	
	Italiane	Straniere	Italiane	Straniere	Italiane	Straniere	Italiane	Straniere
NORD	12.6	11.7	27.9	29.3	59.4	59.0	5.0	1.8
CENTRO	11.6	7.1	10.5	15.0	77.9	77.9	1.5	0.5
SUD	11.2	14.2	10.4	11.8	78.4	74.1	1.1	0.7
ISOLE	28.7	24.4	12.7	12.3	58.6	63.3	1.6	1.3
ITALIA	13.6	11.2	17.7	22.9	68.7	65.8	2.8	1.3

Elaborazione su dati Istat

Infine c'è da segnalare l'eccessivo ricorso all'anestesia generale, 88% nel

2009, non giustificato dalle metodiche adottate per espletare l'intervento e

dall'epoca gestazionale in cui mediamente le IVG vengono effettuate (nel

2009 il 39.6% degli interventi sono stati effettuati in epoca precoce, il 15,8%

a 11-12 settimane e il 2.9% dopo le 12 settimane). A questo proposito nelle linee guida sull'aborto volontario prodotte dal *Royal College of Obstetricians and Gynaecologists* inglese si afferma che quando l'intervento viene effettuato tramite isterosuzione l'uso dell'anestesia locale è più sicuro dell'anestesia generale. Nel 2003 l'OMS ha licenziato linee guida *"Safe Abortion: Technical and Policy Guidance for Health Systems"* che confermano la raccomandazione sull'impiego dell'anestesia locale per i minori rischi per la salute della donna, per la minore richiesta di analisi pre-IVG, per il minore impegno di personale e infrastutture e di conseguenza minori costi.

3. Complicanze relative all'IVG

Nei casi di aborto indotto legalmente in ambiente adatto ed eseguito da personale qualificato esistono comunque una serie di rischi e complicanze, pur essendo di gran lunga inferiori a quelli degli aborti clandestini; il rischio aumenta, man mano che cresce l'età gestazionale. La mortalità materna globale degli aborti legali , includendo anche le interruzioni più tardive, non supera i 0.5-2 decessi materni ogni 100000 interventi. Tuttavia, le complicanze sono rappresentate soprattutto dallo svuotamento incompleto dell'utero, dalle infezioni, da lacerazioni cervicali, da emorragie e dalla perforazione dell'utero (*Parli et al., 1983). L'*utilizzazione di una tecnica corretta e la profilassi antibiotica nei casi a rischio permette di ridurre di molto ogni complicanza.

Esistono anche complicanze dell'induzione dell'aborto, sul piano psicologico, le quali sono però, piuttosto rare, sia nell'immediato del fatto, sia a distanza. Sembra che sia il contesto culturale a determinare primariamente l'atteggiamento verso l'aborto, al punto che esso viene considerato una variabile critica, associato alle variabili età, scolarità, livello socio-economico, professione e stato civile. Una gravidanza indesiderata e la decisione di abortire costituiscono per la donna un problema da risolvere che si traduce in un momento di crisi interpersonale, morale e psicofisica, così che se la reazione immediata, in seguito all'aborto, è di sollievo, solo più tardi (dopo 3-6 mesi) in un discreto numero di soggetti compaiono reazioni di rimorso e depressione ed eccezionalmente il problema riaffiora in una sindrome depressiva menopausale a distanza di molti anni. In questi casi l'ostetrica, ricorrendo all'arte della maieutica e dell'empawerment, può rappresentare per la donna un'opportunità, cercando di individuare situazioni di fragilità, disagio, privazione in modo da fornire un adeguato supporto e garantire la segnalazione alle autorità preposte, per quanto di sua competenza. Inoltre, dopo l'intervento la donna dovrebbe ricevere assistenza e consigli adeguati, che la mettano anche in condizioni di non ricadere più nella gravidanza indesiderata, per cui l'ostetrica si deve attivare per garantire un'assistenza scientificamente validata e appropriata alla reale necessità della donna tutelando e sorvegliando quelli che sono i processi fisiologici della sessualità, della fertilità e della salute riproduttiva della donna e della coppia.

CAPITOLO 3

Andamento generale del fenomeno

Lo studio dell'evoluzione dell'interruzione volontaria di gravidanza (IVG) è stato chiaramente indicato come priorità già dallo stesso legislatore nella legge 194/78, che ha legalizzato l'aborto volontario in Italia, imponendo la notifica obbligatoria di ogni IVG e la presentazione al Parlamento, da parte del Ministro della Salute, di una relazione annuale sul fenomeno. Sin dall'inizio, i quesiti che interessavano per conoscere l'andamento delle IVG erano essenzialmente i seguenti:

▪ La legalizzazione avrebbe permesso il riassorbimento dell' aborto clandestino?

▪ La maggiore facilità del ricorso all'aborto, grazie alla legalizzazione, ne avrebbe favorito la diffusione o avrebbe promosso una maggiore diffusione dei metodi per la procreazione consapevole alternativi all'aborto?

In questo modo la conoscenza dell'evoluzione del fenomeno costituiva la base per condurre indagini e studi speciali, al fine di programmare interventi di promozione della procreazione consapevole e raccomandare procedure appropriate in termini di maggiore tutela della salute della donna e di maggiore efficienza.

1. Andamento generale del fenomeno nel tempo in Italia e in rapporto ai Paesi industrializzati

A partire dal 1979 l'Istituto nazionale di statistica, a seguito dell'entrata in vigore della legge n. 194/78, ha avviato, in accordo con le Regioni ed il Ministero della Salute, la rilevazione dei casi di interruzione volontaria di gravidanza (IVG). I dati vengono raccolti per mezzo del modello individuale di dichiarazione di interruzione volontaria della gravidanza (Istat D.12), che deve essere compilato dal medico che procede all'interruzione stessa. Nel modello sono richieste notizie sulla donna e sull'interruzione della gravidanza.

Le prime comprendono:

- data di nascita;
- comune di nascita e comune di residenza;
- provincia di intervento;
- cittadinanza;
- stato civile;
- titolo di studio (il più elevato conseguito);
- condizione professionale/non professionale;
- posizione nella professione;
- ramo di attività economica;
- eventi riproduttivi precedenti: numero di nati vivi, di nati morti, di aborti spontanei, di IVG;
- età gestazionale;
- settimane di amenorrea;

- presenza di malformazioni fetali

Le notizie sull'intervento comprendono:

- data dell'intervento;

- data della certificazione;

- certificazione di autorizzazione;

- urgenza;

- tipo di assenso per la minore;

- luogo e tipo di intervento;

- terapia antalgica;

- regime di ricovero e durata della degenza;

- complicazioni.

Prima della legalizzazione erano state effettuate stime dell'aborto clandestino, oscillanti tra 220 e 600 mila per anno. Una conferma dell'esistenza e dell'entità del fenomeno poteva essere dedotta dall'accesso negli ospedali di donne che dichiaravano un aborto spontaneo, il quale, in realtà, era la conseguenza di complicazioni in seguito ad aborto volontario clandestino. In effetti, l'abortività spontanea notificata si dimezzò subito dopo la legalizzazione dell' IVG. La stima, pari a 15.000 aborti clandestini, la maggior parte dei quali si riferiscono all'Italia Meridionale, è relativo all'anno 2005, e riguarda solo le donne italiane. Si conferma, quindi, dal Ministero della Salute la contemporanea diminuzione dell'abortività clandestina tra le donne italiane. Nel 1982 sono stati registrati il tasso di abortività (17,2 IVG per 1000 donne

15-49 anni) e il numero assoluto di IVG (234.801) più elevati. Da allora si è avuto un decremento costante dell'abortività e, attualmente in Italia, si ha un tasso di abortività tra i più bassi rispetto a quelli registrati negli altri Paesi industrializzati.

Tassi di abortività per 1000 donne di età 15-44 anni in vari paesi, 2006-2010

tassi di abortività

	tassi di abortività
norvegia (2009)	16.30
USA (2008)	19.06
inghilterra e Galles (2010)	17.50
francia (2007)	17.40
canada (2006)	13.40
spagna (2009)	11.40
germania (2010)	7.10
italia (2009)	10.10

Fonte: Statistiques netionales/ Eurostat; Alan Guttmacher Inst.2011

Infatti, nel 2010 sono state effettuate 115.372 IVG (dato provvisorio), con un decremento del 2.7% rispetto al dato definitivo del 2009 (118.579) e un decremento del 50.9% rispetto al 1982. Tuttavia, negli ultimi anni il decremento viene parzialmente mascherato dal contributo della popolazione femminile di cittadinanza straniera, la cui numerosità è via via aumentata ed è caratterizzata da un tasso di abortività almeno tre volte più alto di quello della popolazione con cittadinanza italiana.

Approfondendo il dettaglio territoriale e osservando i dati per regione il valore più elevato del tasso standardizzato spetta alla Liguria, con 11,0 IVG ogni 1000 donne, seguita dalla Puglia (il cui tasso è pari a 10,2) e dal

Piemonte (9,9). La Provincia Autonoma di Bolzano e la Sardegna hanno

invece valori più bassi, pari rispettivamente a 4,9 e a 5,6.

Figura 2 – Tasso standardizzato di abortività volontaria per regione, anno 2009

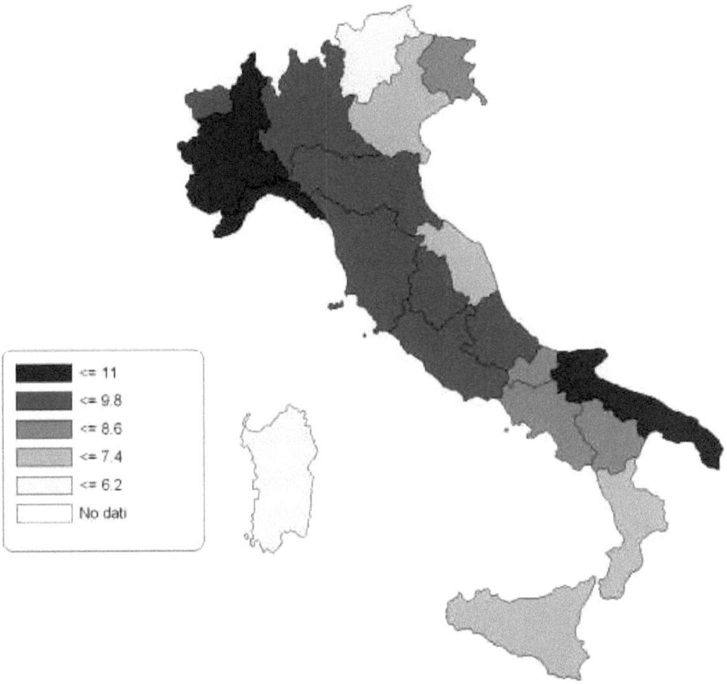

Nota: I tassi riferiti alle regioni Abruzzo, Campania, Basilicata, Sicilia e Sardegna sono stimati.

Tale fenomeno risulta essere una combinazione di diversi effetti considerando

le caratteristiche della donna, quali l'età, lo stato civile e la cittadinanza.

2. Andamento del fenomeno per classi d'età, titolo di studio e cittadinanza

L'analisi delle caratteristiche delle donne che ricorrono all'IVG conferma che nel corso degli anni è aumentato il contributo da parte delle donne con cittadinanza estera, raggiungendo nel 2009 il 33.4% del totale delle IVG, mentre nel 1998 tale percentuale era pari a 10.1%; inoltre, il 51.6% delle IVG sono di donne provenienti dall'Europa dell'Est. La popolazione immigrata è soprattutto presente nelle Regioni del Centro Nord e il loro contributo al fenomeno influenza pesantemente il numero di IVG. Dall'analisi del 2005 risulta che le donne straniere hanno in media un tasso di abortività 3-4 volte superiore rispetto alle donne italiane e la differenza aumenta per le classi di età più giovani.

Tassi di abortività per 1000 donne residenti in Italia per cittadinanza e classi d'età- 2005

Età	Cittadinanza	
	Italiane	Straniere
18-24	10.5	46.1
25-29	10.0	39.6
30-34	8.8	32.7
35-39	7.6	24.5
40-44	3.7	9.3

Fonte: Istat

Questo dato è legato alla scarsa conoscenza della fisiologia della riproduzione e dei metodi per la procreazione responsabile, per cui ancora una volta è stata evidenziata la necessità di promuovere l'offerta attiva di counselling per puntare sulla consapevolezza delle donne.

Nella valutazione delle caratteristiche delle donne che fanno ricorso all'IVG,

rientra la variabile età e, facendo un confronto tra il 1983 e il 2009, si è visto

come i tassi di abortività sono diminuiti in tutti i gruppi d'età, con riduzioni

meno marcate per le donne con meno di 20 anni e tra 20-24 anni, andamento

in parte dovuto, anche in questo caso, al maggior contributo delle cittadine

straniere in queste classi d'età.

Tassi di abortività per età, 1983-2009

Classi d'età	Anni		Variazione % 2009/1983
	1983	2009	
<20	8.0	6.9	-14.3
20-24	23.6	14.3	-39.3
25-29	27.6	13.8	-50.2
30-34	25.2	12.4	-50.9
35-39	23.6	10.0	-57.8
40-44	9.8	4.3	-55.8

Fonte: Relazione annuale sull'andamento dell'IVG,Ministero della Salute, 2011

Per quanto riguarda le minorenni, il tasso di abortività per il 2009 è risultato

essere pari a 4.4 per 1000, e anche in questo caso se confrontato con quello

degli altri Stati industrializzati è tra i valori più bassi.

PAESE	Tasso di abortività per età (<20), 2009
Italia	6.9
Finlandia	12.8
Francia	15.2
Inghilterra e Galles	23.0
Germania	5.0
Spagna	12.7
USA	20.5
Norvegia	14.0

In generale, dunque, per quanto riguarda il contributo delle minorenni all'IVG in Italia rimane basso, pari al 3.2% di tutte le IVG nel 2009, con una leggera diminuzione anche nel tasso: nell'anno 2009 il tasso di abortività per le donne con età <20 è pari a 6.9, nel 2008 è pari a 7.2 e nel 2004 è pari a 7.9.

In Italia, il titolo di studio è un importante indicatore di condizione sociale e la distribuzione percentuale delle donne, per titolo di studio, che hanno effettuato l'IVG nel 2009, mostra una prevalenza di donne in possesso di licenza media inferiore (44.5%). In particolare, i dati riferiti al titolo di studio, rapportati per cittadinanza e area geografica , delle donne che hanno eseguito l'IVG nel 2009 sono i seguenti:

IVG (%) per istruzione, cittadinanza e area geografica, 2009

	nessuno/ licenza elementare		Licenza media		Licenza superiore		Laurea	
	Italiane-straniere		Italiane-straniere		Italiane-straniere		Italiane-straniere	
NORD	2.4	12.1	39.5	48.9	48.4	33.7	9.7	5.3
CENTRO	1.9	9.1	35.2	47.1	50.4	38.1	12.5	5.6
SUD	5.2	16.1	47.9	51.9	39.0	28.3	7.9	3.7
ISOLE	4.9	21.3	50.4	56.0	38.8	20.7	5.8	2.0
ITALIA	3.4	12.1	42.2	49.0	45.1	33.8	9.3	5.1

Elaborazione su dati ISTAT (relazione annuale del Ministero della Salute su IVG, 2009)

MATERIALI E METODI

Lo studio eseguito ha riguardato un campione di studentesse del triennio di alcune tipologie di scuole secondarie superiori (Liceo Classico, Liceo Scientifico, Istituto Tecnico ad indirizzo Commerciale-Geometra-Programmatori-Turismo e IPSIA) della città di Trebisacce (CS), residenti nei paesi limitrofi. Il campione non si può considerare rappresentativo dell'intera ASP, ma al fine di poter ottenere un valore sufficientemente preciso delle stime è stato previsto un campione di circa 60 soggetti per scuola in modo da ricavare un quadro quanto più vicino alla realtà locale.

È stata richiesta l'autorizzazione ai dirigenti scolastici per la somministrazione del questionario alle studentesse e per l'incontro frontale con l'intera classe, dove spiegavo ai ragazzi alcuni argomenti riguardanti le tematiche sulla fisiologia della riproduzione, la sessualità, la contraccezione e l'IVG, allo scopo di cogliere il loro reale interesse e conoscenza circa questi argomenti e presentando il ruolo dell'ostetrica in questo ambito.

La somministrazione del questionario è avvenuta in classe, in presenza o meno dell'insegnante, specificando la finalità dell'indagine e richiedendo il consenso delle studentesse. Inoltre, nella presentazione dell'iniziativa è stata espressa la disponibilità a chiarire eventuali dubbi durante la compilazione del questionario e la richiesta che lavorassero individualmente.

Il questionario è composto da 12 domande, in parte di tipo chiuso con risposta multipla e in parte di tipo aperto. Può essere suddiviso in tre parti. La prima parte del questionario, composta dalle prime cinque domande, indaga sulla

conoscenza della contraccezione e sulle fonti dalle quali queste informazioni

sono state apprese, oltre che dalle esperienze ed esigenze dei ragazzi in tema

di sessualità.

1. *Hai mai partecipato ad un corso di educazione sessuale?*
- *Sì*
- *No*

Se sì, dove? .... Ed è stato interessante?
- *Sì*
- *No*
- *Molto*
- *Poco*

2. *Ti senti informata circa la contraccezione?*
- *Sì*
- *No*

3. *Quali sono state le fonti delle informazioni?*
- *Famiglia*
- *Scuola*
- *Mass media (internet, tv...)*
- *Amici*

4. A che età hai avuto il primo rapporto sessuale?

5. Quale metodo contraccettivo utilizzi?
- *Pillola*
- *Condom*
- *Diaframma*
- *Spugna vaginale*
- *Metodo naturale*
- *Coito interrotto*
- *Nessuno*

La seconda parte del questionario, composta dalla sesta alla decima domanda,

invece, sonda la conoscenza delle studentesse circa l'interruzione volontaria di

gravidanza e il loro atteggiamento verso questa tematica.

6. *Sai cos'è l'INTERRUZIONE VOLONTARIA DELLA GRAVIDANZA (IVG)*

   e in cosa consiste?

   - *Si*
   - *No*

7. *Sei favorevoli all'IVG ?*
   - *Si*
   - *No*

Se no, per quale ragione?
   - *motivi etici*
   - *motivi religiosi*
   - *motivi culturali*
   - *altro ....*

8. *Secondo te, l'IVG può rappresentare un metodo contraccettivo?*
   - *Si*
   - *No*

9. *Ti sei mai sottoposta all'IVG?*
   - *Si*
   - *No*

10. *Sei a conoscenza dei rischi che comporta l'IVG?*
   - *Si*
   - *No*

Nelle ultime due domande, infine, si cerca di indagare su quello che è il punto di vista dei ragazzi sulla modalità e le fonti dalle quali attingere informazioni per sentirle proprie e farne uso in maniera responsabile e consapevole.

11. Cosa/chi preferisci come fonte di informazione circa questi argomenti?
- *Scuola (corsi di ed. sessuale)*
- *Famiglia / amici*
- *Personale specializzato (consultori, medico di base..)*
- *Individualmente (internet, riviste, libri scientifici....)*

12. Alla fine di un corso/ colloquio/ lettura che tratta di questi argomenti (contraccezione, IVG, sessualità) cosa ti aspetti?

Inoltre, sono state raccolte informazioni sulle variabili socio-anagrafiche, e in particolare *età, scuola* e *nazionalità* della studentessa.

RISULTATI E ANALISI DEI DATI

L'indagine conoscitiva è stata svolta su un totale di 312 studentesse e ne sono state intervistate 250 (80.1%) perché 62 studentesse (19.9%) erano assenti al momento dell'indagine. Inoltre, 32 studentesse (12.8%) si sono rifiutate di partecipare all'iniziativa, e di queste 4 (12.5%) frequentavano il Liceo, 5 (15.6%) l'istituto tecnico e 23 (71.9%) l'istituto professionale.

Al momento della compilazione del questionario si era deciso di inserire come ulteriore variabile la nazionalità delle studentesse, visto che dai dati nazionali le donne straniere ricorrono all'IVG molto più frequentemente, tuttavia nel campione esaminato il numero di studentesse straniere è risultato irrilevante (1.5%) ai fini dell'indagine.

Il campione è stato suddiviso, invece, per età e, trattandosi di studentesse del triennio, la fascia d'età maggiormente rappresentata è quella 18-20 anni (64%).

Il 42% delle studentesse intervistate frequenta i Licei (il 70% lo scientifico e il 30% il classico), il 26% l'Istituto Tecnico (l'85% la ragioneria e il 15% il geometra), il 32% gli istituti professionali.

Scuola	Età < 18 anni	Età >,= 18 anni
Liceo	35	66
Istituto Tecnico	20	40
Ist. Professionale	24	33
Totale studentesse	79	139

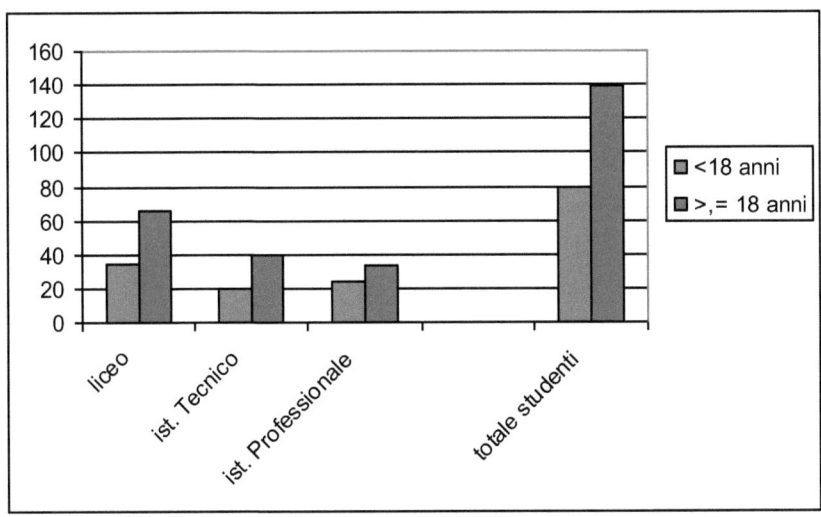

La prima parte del questionario tratta di informazioni in tema di sessualità e le risposte date dalle studentesse sono state le seguenti:

1. Hai mai partecipato ad un corso di ed. sessuale?

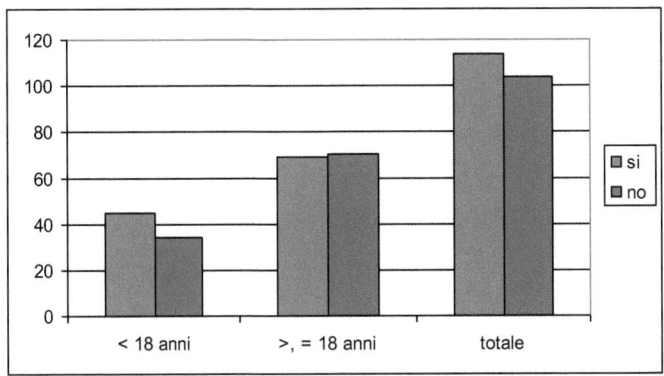

Solo il 52.3% delle studentesse ha partecipato ad un corso di ed. sessuale, con una netta maggioranza nelle classi d'età più alte; in tutti i casi è stato svolto nelle scuole e il grado di interesse è stato medio. Da questo si evince che, ancora una volta, la scuola si sia fatta promotrice di iniziative rispetto alla realizzazione di progetti sull'educazione alla salute pur prediligendo le ragazze in un'età già avanzata. Questo dato riflette la cultura del territorio, infatti, secondo alcuni studi (*Salute riproduttiva tra gli adolescenti,* rapporti ISTISAN 00/7), al Nord gli/le adolescenti riferiscono più spesso di aver ricevuto informazioni sulla sessualità e i cambiamenti puberali tra i 3 e i 7 anni d'età, mentre al Centro Sud si tende a rimandare la discussione su tali argomenti ad una fascia d'età superiore (8-12 anni).

Valutando, invece, i dati in rapporto alle scuole, si ottiene il seguente risultato:

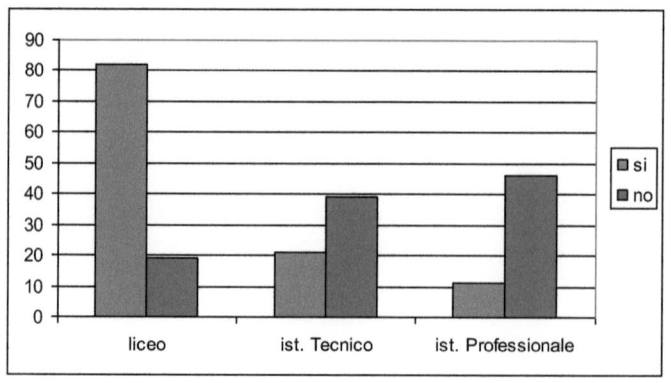

Da questi dati si evince una maggiore attenzione sul tema della sessualità nei licei (81%) rispetto agli altri istituti (35% ist. Tecnico e 19% ist. Professionale).

In definitiva, la percentuale di ragazze che riferiscono di non aver mai avuto occasione di partecipare ad iniziative organizzate riguardanti la sessualità presenta notevoli differenze per area geografica, e a conferma dei dati raccolti, variano dal 67% al Sud, al 56% al Centro, al 38% al Nord (*Salute riproduttiva tra gli adolescenti,* rapporti ISTISAN 00/7).

2. Vi sentite informate circa la contraccezione?

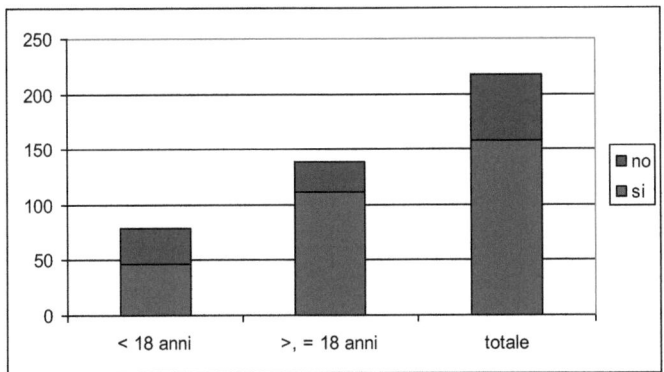

Il 72.5% delle ragazze riferisce di essere a conoscenza dei metodi contraccettivi, con una maggiore consapevolezza tra le maggiorenni (70.3%) rispetto alle minorenni (29.7%), mentre la percentuale è pressoché simile (circa 65%) tra le studentesse frequentanti gli istituti tecnico e professionale e aumentata tra quelle frequentanti il liceo.

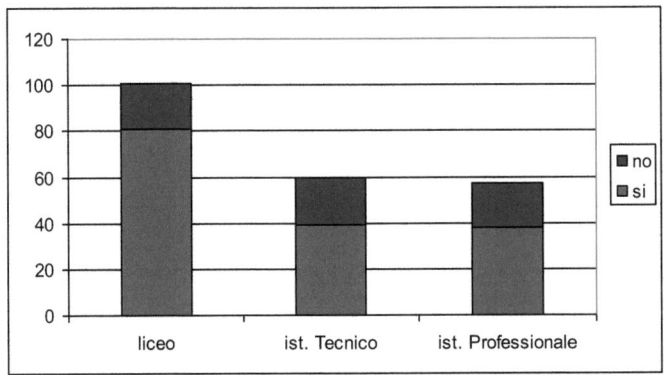

3. Quali sono state le fonti delle informazioni?

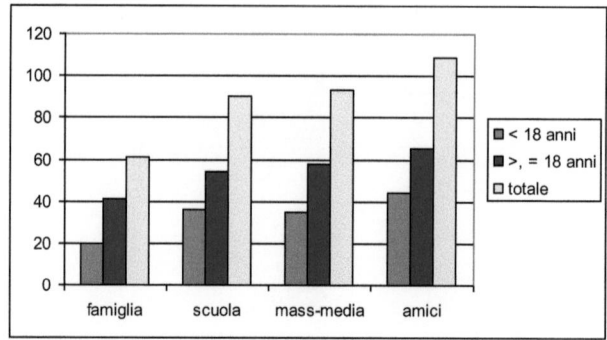

A questo quesito le studentesse potevano dare più di una risposta e, nel totale, sembra che fino a questo momento abbiano preferito i loro coetanei, con una rappresentanza marginale sia della famiglia che della scuola. Probabilmente perché la possibilità percepita dalle ragazze di porre quesiti sulla sessualità ai genitori decresce notevolmente spostandosi dal settentrione al meridione d'Italia, come confermano numerosi studi. La parziale disponibilità denunciata dai giovani è la risultante di pregressi tentativi fallimentari di confronto con adulti, favorendo il legame con il gruppo dei pari.

Questo discorso risulta essere ulteriormente confermato se vengono valutate le risposte in rapporto alle scuole:

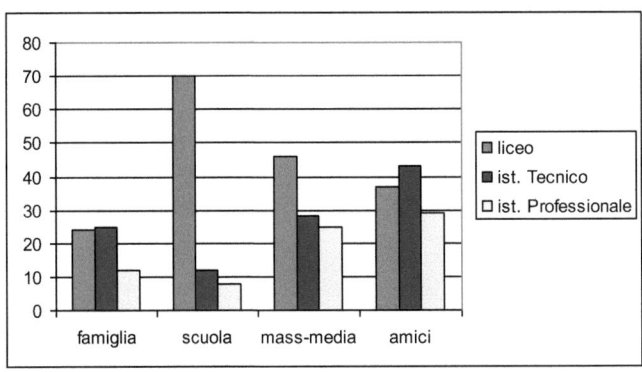

4. A che età avete avuto il primo rapporto sessuale?

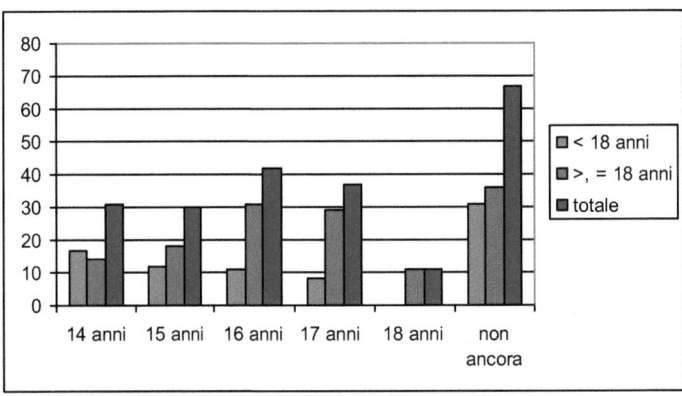

Dal seguente grafico si evince che le ragazze tendono ad anticipare l'esperienza dei primi rapporti sessuali, pur essendo alta la percentuale delle studentesse che non ne hanno ancora avuti (30.7%). In riferimento alle scuole frequentate, le percentuali si modificano notevolmente:

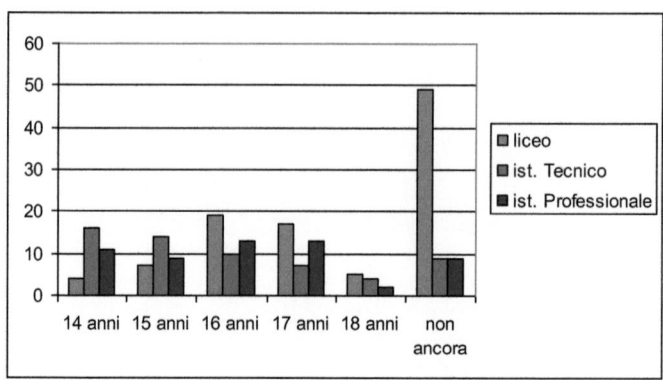

Analizzando le due estremità di questo grafico, le differenze tra una scuola e l'altra sono abissali, in quanto si passa dall'età del primo rapporto a 14 anni in una percentuale del 4% nelle studentesse del liceo mentre del 27% nelle studentesse dell'istituto tecnico; il contrario accade per la fascia d'età dei 17-18 anni dove la percentuale più alta risulta essere tra le studentesse del liceo.

Inoltre, l'età mediana al primo rapporto sessuale, secondo alcuni studi (*Salute riproduttiva tra gli adolescenti,* rapporti ISTISAN 00/7), varia secondo la generazione di nascita, risultando pari a:

- 20-21 anni nelle generazioni 1946-1955

- 19 anni nelle generazioni 1956-1965

- 20-21 anni nelle generazioni 1966-1975

e influenzata dalle opportunità che rendono possibile il passaggio all'età adulta, tra cui l'avvio di un'autonomia di coppia, l'uscita di casa, l'accesso al mercato del lavoro.

5. Quale metodo contraccettivo utilizzate?

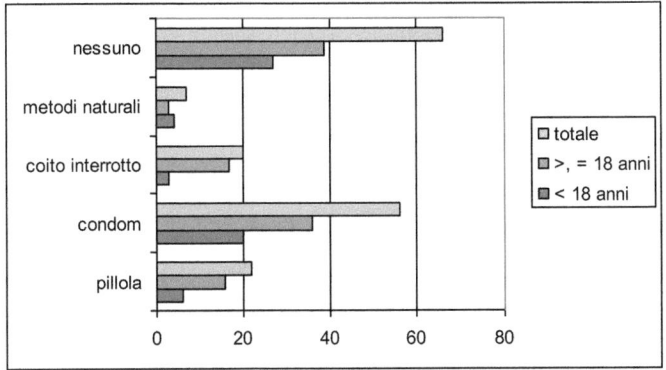

I risultati di questo quesito sono molto contrastanti con quelli del secondo, nel quale si domandava alle studentesse se avessero una appropriata conoscenza sulla contraccezione. Il 72.3% ha dato una risposta affermativa, ma ben il 38% dichiara di non utilizzare alcun metodo contraccettivo e solo il 32% utilizza il condom.

Valutando i dati in riferimento alla scuola frequentata, le studentesse che frequentano gli istituti tecnico e professionale utilizzano maggiormente la pillola anticoncezionale, sia per l'inizio precoce dell'attività sessuale sia perché c'è un maggior confronto con i genitori, in particolare la madre, mentre ai metodi naturali e al coito interrotto fanno ricorso le studentesse del liceo per una riferita maggiore conoscenza della fisiologia della riproduzione.

Tuttavia, inspiegate restano le ragioni per l'elevata percentuale di ragazze che non utilizza alcun metodo contraccettivo:

- Il 35% delle studentesse del liceo
- Il 59% delle studentesse dell'IPSIA

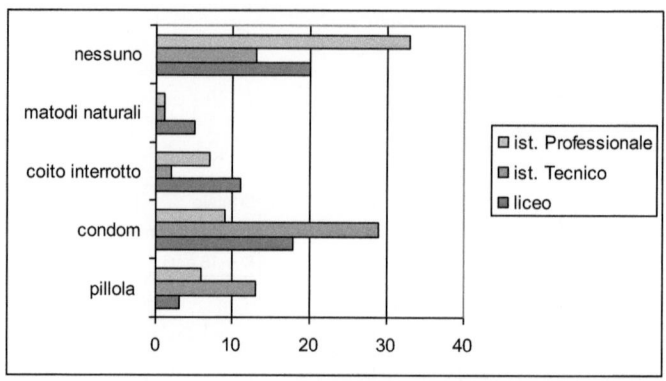

Le motivazioni potrebbero essere legate al fatto che la fonte principale di queste informazioni è rappresentata dagli stessi adolescenti (30%) in quanto si tratta di argomenti raramente affrontati nelle scuole e in famiglia. A queste motivazioni potrebbero esserne legate altre, distribuite in egual modo nelle varie fasce d'età e scuole frequentate: l'imbarazzo nel procurarsi i contraccettivi, la paura d'essere scoperti dai genitori e soprattutto il fatto che i giovani non li conoscono. Da questi dati si evince, dunque, la difficoltà di natura psicologico-relazionale e la necessità di fornire informazioni sia sul meccanismo d'azione che sugli effetti collaterali degli anticoncezionali, oltre che su come e dove procurarseli.

Come già detto in precedenza, la seconda parte del questionario sonda la conoscenza delle studentesse circa l'IVG e il loro atteggiamento verso questa tematica; le risposte delle ragazze sono state le seguenti:

6. Sapete cos'è l'interruzione volontaria di gravidanza e in cosa consiste?

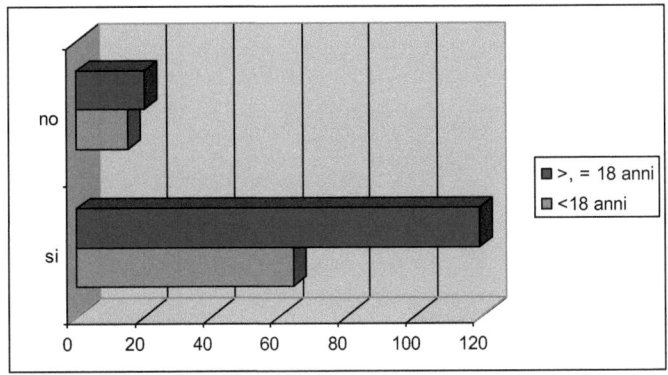

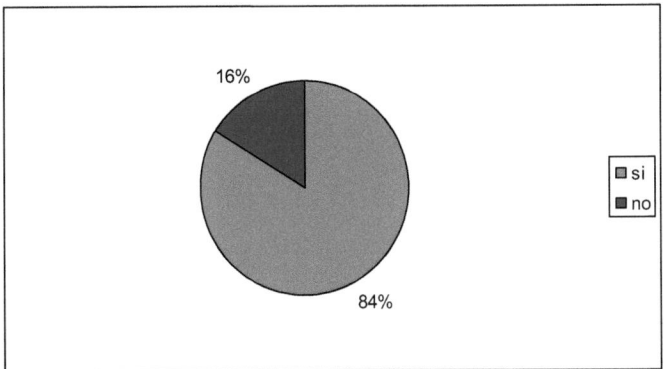

Analizzando i dati, la percentuale di ragazze a conoscenza della legge sull'aborto è pari all'84%, ma le donne più giovani (< 18 anni) hanno livelli di conoscenza più bassi. Inoltre, i risultati di questo quesito sembrano non essere influenzati dalla scuola frequentata dalle studentesse, al contrario dei quesiti successivi nei quali traspare un grado di una conoscenza molto deficitaria e superficiale.

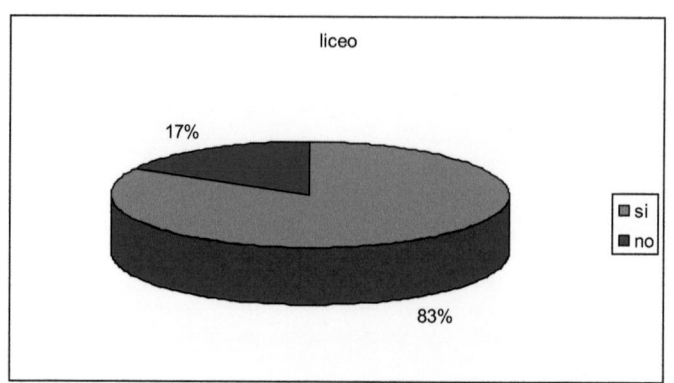

liceo

17%

83%

si
no

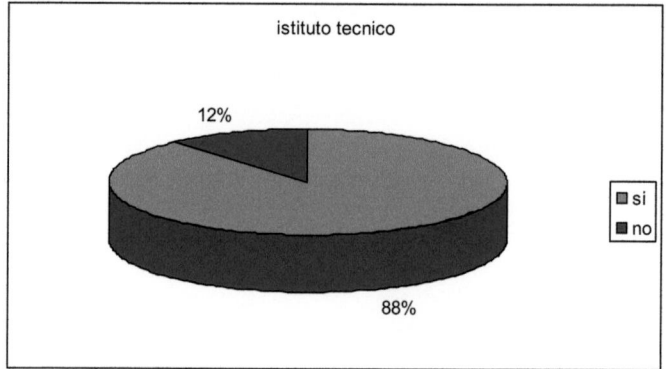

istituto tecnico

12%

88%

si
no

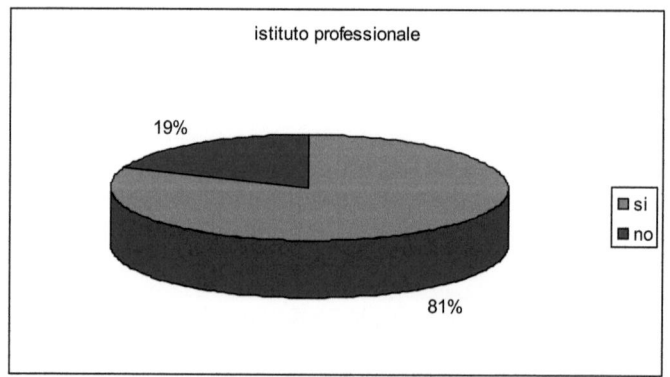

istituto professionale

19%

81%

si
no

7. Siete favorevoli all'IVG?

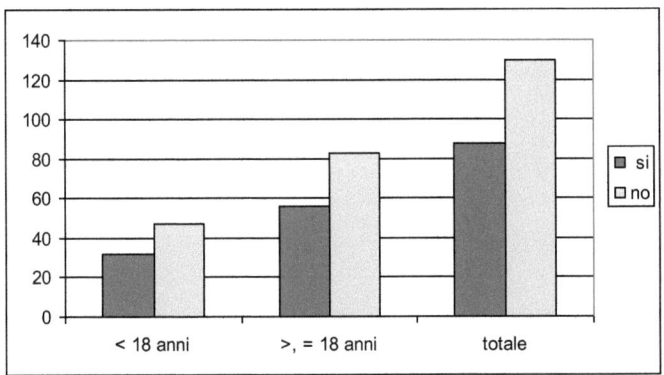

Le percentuali su questa tematica sono pressochè simili in tutti i gruppi, e le motivazioni sono principalmente culturali (60%) e tipiche della nostra area geografica. Il valore si riflette in egual modo anche nelle varie scuole.

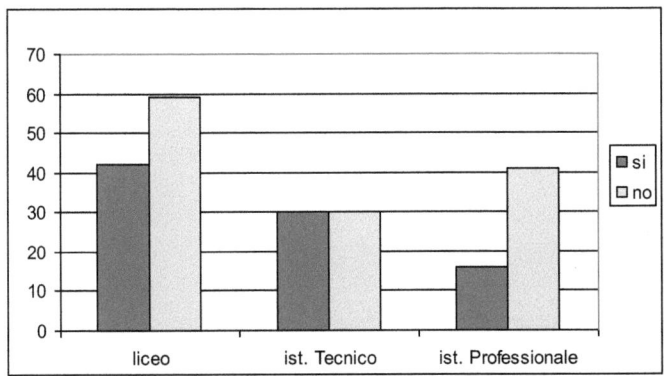

8. L'IVG può rappresentare un metodo contraccettivo?

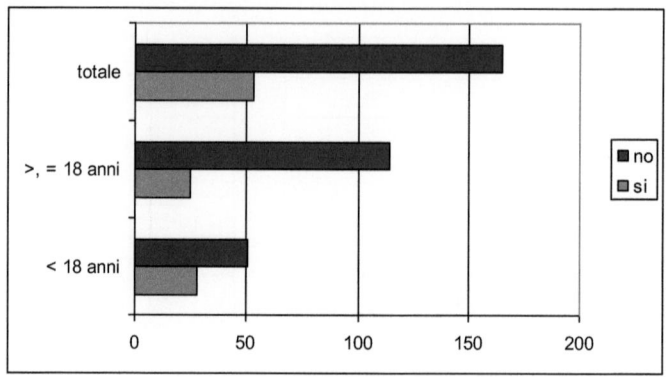

Il 75,7% delle studentesse non considera l'IVG come un metodo contraccettivo, ma questo dato è notevolmente influenzato sia dall'età delle studentesse che dall'ambiente nel quale vive.

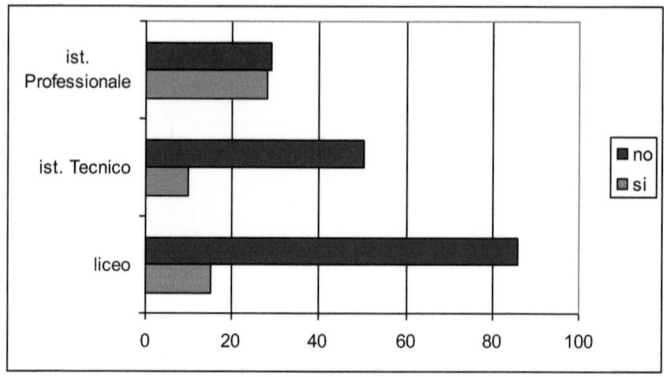

Infatti, a conferma di questo, ben il 50% delle studentesse che frequenta un istituto professionale considera l'IVG un metodo contraccettivo; ma, ancora una volta, questi dati, che hanno alla base una scarsa conoscenza della fisiologia della riproduzione oltre che dei metodi di procreazione responsabile, sono fortemente influenzati dalla totale inattendibilità delle fonti dalla quali i ragazzi attingono informazioni. Non è pensabile che sappiano cos'è l'IVG l'81% delle studentesse che frequentano l'istituto professionale e, poi, le stesse affermino che l'IVG può rappresentare un metodo anticoncezionale; da qui la necessità di promuovere l'offerta attiva di counselling, da parte dell'ostetrica, per puntare sulla consapevolezza delle donne, ad ogni età.

9. Vi siete mai sottoposte all'IVG?

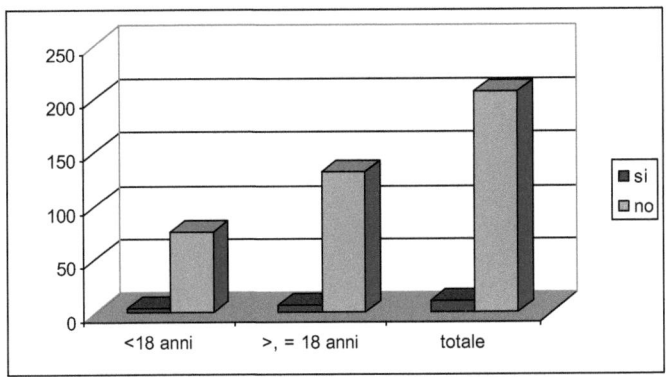

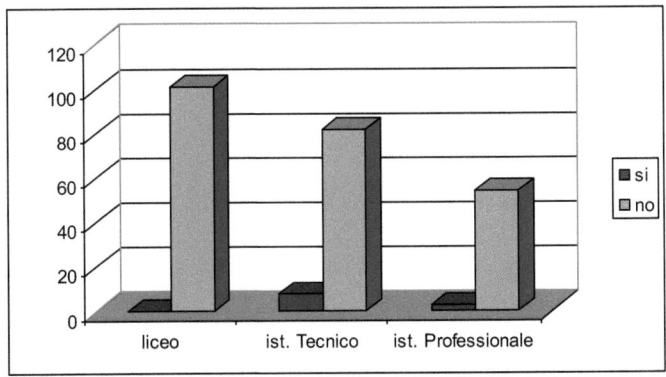

La percentuale di ragazze che e' ricorsa all'IVG è relativamente alta, pari al 5%; e' un dato, comunque, che non permette di dare una reale visione su questa tematica perche' e' stato calcolato sul numero dei questionari compilati e non sul numero totale delle studentesse incontrate.

Trattandosi probabilmente di un argomento molto delicato, le ragazze non sono abituate a discuterne apertamente; basti pensare che il 12.8% delle studentesse non ha voluto rispondere al questionario dopo aver presentato l'argomento.

10. Siete a conoscenza dei rischi che comporta l'IVG?

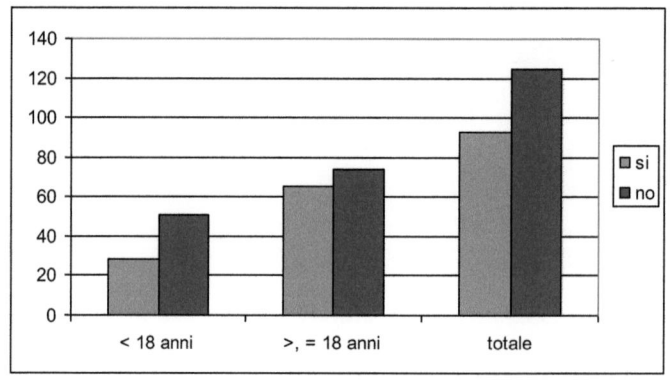

Il 57.3% delle ragazze non conosce i rischi legati all'intervento per l'interruzione volontaria di gravidanza. Pur sapendo dell'esistenza della legge 194/78 che regola questa procedura, è solo il 23% che afferma di sapere in cosa consiste l'intervento chirurgico e della necessità dell'esecuzione di un'anestesia. Un numeroso gruppo di ragazze, invece, confonde la contraccezione d'emergenza con l'IVG e probabilmente per questa ragione sottovalutano o non

si informano in modo adeguato sui rischi legati all'esecuzione di questa procedura.

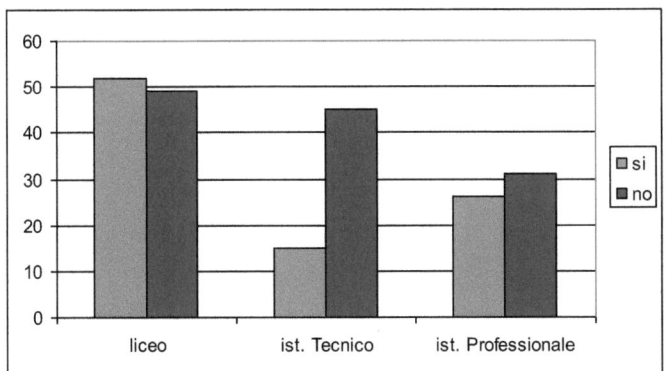

Se si valuta come variabile la scuola frequentata, come è possibile osservare dal grafico, la percentuale è pressoché simile tra le studentesse del liceo (il 52% conosce i rischi e il 48% ne è all'oscuro), mentre è notevolmente alta la percentuale delle studentesse dell'istituto tecnico (75%) e dell'istituto professionale (55%) che non conosce affatto i rischi legati all'esecuzione dell'IVG.

Nelle ultime due domande si indaga sul punto di vista dei ragazzi riguardante la modalità e le fonti dalle quali attingere informazioni; le risposte delle studentesse sono state fornite in seguito all'incontro frontale e al dibattito che ho sostenuto nelle varie scuole e sono state le seguenti:

11. Come/chi preferite come fonte di informazione circa questi argomenti?

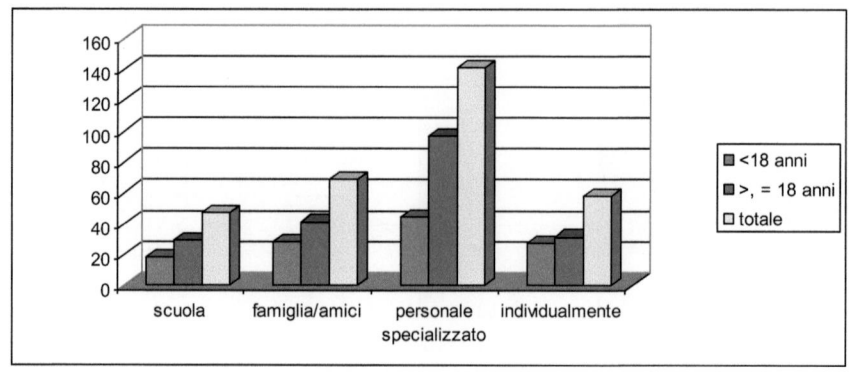

I risultati ottenuti mostrano che le studentesse sembrano volersi assicurare una fonte informativa qualificata (44.8%) da un punto di vista tecnico per quanto concerne gli argomenti sulla sessualità, la contraccezione e l'IVG sia per le capacità comunicative che per l'atteggiamento non giudicante, preferendo, inoltre, il personale qualificato extra-scolastico. La quasi totalità delle studentesse ritiene che l'informazione sessuale determini maggiore consapevolezza e rassicurazione in quanto in grado di colmare i dubbi e le incertezze inerenti la sessualità che possono emergere in questo periodo della loro vita. Inoltre, dopo avere sperimentato il dialogo e il confronto insieme, la quasi totalità ha ritenuto che sia stata un'esperienza utile. In definitiva, sia la famiglia sia gli adulti in generale sono considerati un punto di riferimento importante dai ragazzi, nonostante le varie difficoltà nella comunicazione. Tuttavia, ci sono state delle differenze notevoli nell'atteggiamento di ascolto e confronto con le studentesse delle varie scuole.

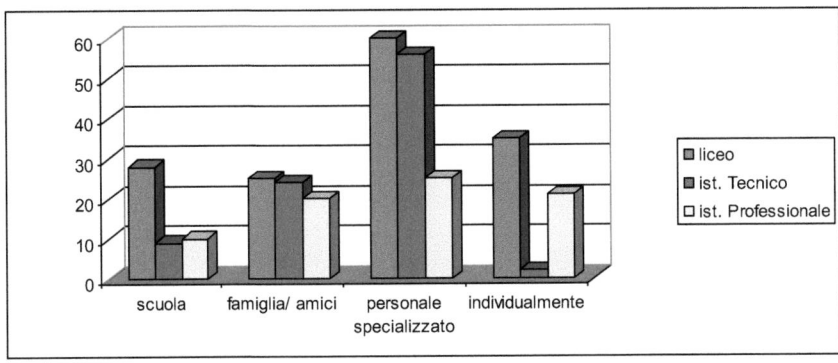

Come si vede dal grafico, il 19% delle studentesse del liceo e' soddisfatto delle

conoscenze apprese durante il percorso scolastico, per cui preferiscono la scuola

come fonte di informazione al contrario delle studentesse degli istituti tecnici e

professionali che danno alla scuola ancora un ruolo marginale. Il personale

specializzato, tra cui l'OSTETRICA, è in grado di prestare e assicurare sostegno

e informazione   sui temi della sessualità, della riproduzione e della

contraccezione, perciò gran parte delle studentesse (40% liceo, 62% ist. Tecnico

e 30% ist. Professionale) preferirebbero, in futuro, attingere informazioni da

questa figura professionale. Questi risultati riflettono anche il bisogno di trattare

questi argomenti in contesti informali, in modo tale che non risulti per i ragazzi,

essere né un dovere (es. scuola), né un disagio (servizi socio-sanitari).

La conferma di quanto detto è riportata nelle risposte date dalle studentesse

all'ultima domanda del questionario, con notevoli differenze tra le varie scuole.

Alla fine di un corso/ colloquio/ lettura che tratta di questi argomenti (contraccezione, IVG, sessualità) cosa vi aspettate?

LICEO, età >,= 18 anni:

- "Sicuramente di aquisire maggiore sicurezza e prevenzione sia per una eventuale gravidanza che malattia".

- " Di avere le idee più chiare su questi argomenti, ma soprattutto di sapere a chi rivolgermi in caso di necessità personale e non affidarsi a gente senza scrupoli".

LICEO, età < 18 anni:

- " Di conoscere i rischi e tutto ciò che c'è da sapere riguardo la sessualità e la contraccezione per essere consapevole delle mie scelte".

- "Di essere in grado di assumere comportamenti adeguati".

ISTITUTO TECNICO, età >, = 18 anni:

- "Di approfondire le nostre conoscenze perché possano servirci nelle esperienze personali ed essere consapevoli delle nostre azioni".

- " Che siano informazioni utili e che devono servire a rispondere alle nostre aspettative".

ISTITUTO TECNICO, età < 18 anni:

Hanno risposto in poche (15%) e quasi la totalità dicendo semplicemente " maggiori chiarimenti".

ISTITUTO PROFESSIONALE, età >, = 18 anni:

- " Di essere informate in modo più approfondito per prevenire questi incidenti (le gravidanze)".

- " è bene parlarne perché il sesso è considerato un tabù, ed è sbagliato! Tutti dovrebbero informarsi ed essere a conoscenza dei pro e dei contro della sessualità".

ISTITUTO PROFESSIONALE, età < 18 anni:

- "Nulla"

- " Non lo so"

Riportando alcuni esempi di risposte date dalle studentesse ho voluto sottolineare i diversi punti di vista e di apertura verso questi argomenti; per alcune di loro la sessualità è un'importante aspetto della vita che deve essere affrontata con consapevolezza, per altre necessita di chiarimenti in modo tale da non avere "incidenti" e per altre ancora è un tabù tanto da non aspettarsi nulla dopo un'eventuale informazione.

CONCLUSIONI

Dall'esperienza fatta nelle scuole superiori è scaturito che la maggior parte dei giovani appare interessata e disponibile al dialogo soprattutto con i coetanei, ma anche con gli adulti; infatti, risponde con franchezza alle domande, facendo emergere quelli che sono i bisogni e le aspettative, suggerendo le nuove modalità operative per la promozione della salute sessuale. A conferma di ciò, i giovani vanno considerati non come problema, ma come risorsa, non come destinatari e fruitori delle iniziative, ma come protagonisti delle stesse; per cui bisognerebbe far tesoro della creatività, disponibilità e carica emotiva degli adolescenti, accettandone allo stesso tempo la discontinuità e la provocazione.

Il gruppo dei pari rappresenta, sicuramente, il più importante riferimento per l'adolescente grazie all'intensa attività comunicativa tra i suoi membri; ciascuno porta le sue ansie e difficoltà, nella convinzione che troveranno risoluzione grazie alla confidenza e alle sensibilità reciproche. Tuttavia, questa fonte informativa e formativa privilegiata si rivela spesso poco attendibile e confusionaria, specie sulla contraccezione e l'interruzione volontaria di gravidanza. Infatti, come è emerso dall'indagine, accanto all'innegabile e fondamentale influenza dei coetanei, emerge l'importanza di avere altre fonti informative che consentano ai ragazzi di confrontarsi in modo più esauriente.

Il colloquio rappresenta un'occasione importante di relazione e confronto che apre la strada all'ascolto delle problematiche adolescenziali non sempre chiaramente espresse per timore, vergogna...; questo discorso risulta essere ulteriormente amplificato se inserito in un contesto come quello del nostro territorio, dove molti stentano a parlare di sessualità e contraccezione (sono ritenuti ancora dei tabù) e, nel momento in cui si accenna a questi argomenti, gli adolescenti diventano diffidenti e gli adulti tentano di posticipare il discorso ad età superiori (16-18 anni). La difficoltà maggiore per gli adulti, specie per le figure genitoriali, consiste nell'offrire un "ascolto neutro", empatico e non giudicante, riconoscendo dignità e rispetto alle posizioni dell'adolescente.

La famiglia, nonostante le difficoltà comunicative, rappresenta comunque un contesto importante, specie nel meridione, in quanto simboleggia una fonte di sicurezza e una presenza costante per gli adolescenti che, anche se alla ricerca di risposte autonome e personali, non negano il desiderio di ritrovare la protezione della famiglia nei momenti di bisogno.

Infine, la scuola rappresenta sicuramente un'importante fonte educativa, anche se i ragazzi preferiscono dei contesti informali e personale extra-scolastico, in modo tale da fare delle scelte autonome e non farsi condizionare dall'ambiente nel quale si trovano. A conferma di questo, durante il colloquio formativo i ragazzi sono stati molto più entusiasti e interessati quando non erano presenti i loro professori.

Nell'ambito delle strutture territoriali, il consultorio familiare si configura come un servizio istituzionale cui l'adolescente potrebbe rivolgersi, ma, per diversi motivi, rimane ancora una struttura poco utilizzata. Probabilmente, per favorire la conoscenza e l'accesso ai servizi territoriali da parte dei giovani occorrerebbe passare da una logica tradizionale dei servizi in cui si attende e si accoglie l'utenza ad una modalità diversa che presuppone di muoversi nel territorio e nelle strade "andando incontro" alla domanda sociale.

I consultori familiari dovrebbero aprire specifici "spazi giovani" sia per incontri di gruppo sia per quesiti e consulenze individuali e, in Calabria, in particolare nella provincia di Cosenza, ne sono presenti circa una decina. Ma in realtà, questo non è sufficiente se sia la scuola che i consultori familiari non tengono aggiornata, mediante il contributo dei ragazzi, una mappatura delle sedi formali e informali di incontro dei giovani sul territorio (centri sociali, parrocchie, discoteche, associazioni culturali, sportive, biblioteche, ecc.) in modo da programmare periodicamente dibattiti, seminari e ogni possibile forma di incontro tra coetanei e con adulti che miri a stimolare una partecipazione dell'intera comunità ad un programma di promozione della salute. Difatti, quando studenti e studentesse hanno l'occasione di essere ascoltati, l'argomento "educazione sessuale" si amplia rapidamente in educazione ai sentimenti, ai rapporti, al dialogo tra i sessi, al rispetto verso la propria persona e gli altri, fino a capire meglio se stessi e gli altri. Dunque, alla base deve essere presente un processo di *empowerment,* promosso dall'ostetrica, ma che coinvolge l'intera comunità, in modo tale da poter rispondere in maniera adeguata alle richieste dei giovani e promuovere una sessualità consapevole.

BIBLIOGRAFIA

- *Relazione annuale sull'attuazione della legge contenente norme per la tutela sociale della maternità e sull'interruzione volontaria della gravidanza* (dati definitivi anno 2009, dati preliminari anno 2010). Presentata dal Ministero della Salute. (http:// www. ministerodellasalute.it/)

- Grandolfo ME, Spinelli A, Donati S, Stati MA, Andreozzi S, Greco V, Medda E, Lauria L.

  Epidemiologia dell'IVG in Italia e possibilità di prevenzione. Rapporti ISTATSAN 91/25 Istituto Superiore di Sanità. Roma 1991.

- *Salute riproduttiva tra gli adolescenti: conoscenze, attitudini e comportamenti.* S. Donati, S. Andreozzi, E. Medda, ME Grandolfo. Rapporti ISTATSAN 00/07 Istituto Superiore di Sanità, Roma 2000.

- *Contraccezione.* Direzione generale della prevenzione, in collaborazione con la direzione generale della comunicazione e delle relazioni istituzionali. (http:// www.salutegov.it/)

- *Linee di indirizzo sulla IVG con mifepristone e prostaglandine.* F. Oleari, F.Palumbo, R.Ugenti, C.Piccinno, L.Lipsi, F.Moirano, G.B. Ascone, S.Terenzi 24 giugno 201

- ME Grandolfo, A. Spinelli, M. Pediconi, F. Timperi, S. Andreozzi, M. Bucciarelli.

  Il sistema di Sorveglianza Epidemiologico di IVG. Centro Nazionale di Epidemiologia, Sorveglianza e Promozione della Salute, ISS.

- ME Grandolfo, A.Spinelli.

  I volume del 2006 di *Ostetricia e Ginecologia*, ed. Verduci. Interruzione

  Volontaria di Gravidanza in Italia: Epidemiologia.

- *Sexuality Education in Europe, A reference Guide to Policies and Practices.*

  IPPF European Network, WHO Regional Office for Europe and Lund

  University. 2006

- *Ginecologia e Ostetricia, IV edizione a cura di D. Pecorari e N. Ragni.*

  G. Pescetto, L.De Cecco, D. Pecorari, N. Ragni. 2009

- MAPELLI, B., BOZZI TARIZZO, G. *Educare alla sessualità. Guida per gli*

  insegnanti della scuola media secondaria superiore. Scandicci (FI): La Nuova

  Italia Editrice, 1998.

- INNOCENTI F. *Lezioni d'amore. Per una educazione sessuale dalla parte*

  degli adulti. Milano: Franco Angeli, 1999.

- BUZZI, C. *Giovani, affettività, sessualità. L'amore tra i giovani in un'indagine*

  Iard. Bologna: Il Mulino, 1998.

- CORRADINI, A., CAGLIUMI, L., ZANI, B. consultori per adolescenti:

  modelli ed esperienze. In: *Incontrare gli adolescenti.* Milano: Unicopoli, 1997.

- CAFARO, D. *Pianeta Giovani: una generazione allo specchio.* Roma: Asper,

  1998.

Franco Lofrano Giornalista Pubblicista – Collaboratore per l'*Alto Jonio* di *Calabria Ora* (quotidiano d'informazione regionale) , in data 07/05/2012 ha pubblicato il seguente articolo su www.francolofrano.it .

"Trebisacce - 05/05/2012: Giornata Internazionale dell'Ostetrica"

Trebisacce: 07/05/2012

"Le ostetriche incontrano gli studenti del Filangieri, di cui è dirigente scolastico Clara Latronico. Lo scorso 5 maggio in occasione della Giornata Internazionale dell'Ostetrica, gli studenti delle classi quinte, nell'aula Magna, hanno incontrato le ostetriche Anna Vitelli (Consultorio familiare di Trebisacce) e Mimma Mignuoli (Presidente del Collegio Provinciale delle Ostetriche di Cosenza) che hanno esaustivamente relazionato e informato i giovani sul ruolo delle ostetriche nei diversi settori sanitari. Lo scopo dell'incontro è anche quello di riunire e rappresentare le Ostetriche di tutto il mondo, nonché di promuovere una filosofia e modelli di comportamento comuni delle Ostetriche stesse nei rapporti con le donne e con le famiglie nel ciclo della gravidanza e del dopo parto. Diversi i temi che le relatrici hanno sapientemente posto all'attenzione degli studenti: l'assistenza al travaglio e al parto, la contraccezione, la salute della donna nelle varie fasi della vita, l'allattamento al seno materno, l'interruzione volontaria della gravidanza,ecc. Gli argomenti trattati sono risultati di grande interesse per i partecipanti che a turno e numerosi si sono proposti con domande pertinenti ai vari temi. Le studentesse in particolare si sono dimostrate curiose di sapere di più sull'IVG che oggi registra diversi casi che riguardano anche i minorenni. A sorpresa, perciò, anche la studentessa universitaria Mastrota Teresa di Cerchiara di Calabria, ha presentato, per la compilazione agli studenti volontari, un questionario sull'IVG,utile per discutere la sua tesi di laurea a breve presso l'Università di Bari per il corso di ostetrica e scoprire come dati generali l'incidenza di tale fenomeno sui giovani. Visto l'enorme interessamento degli studenti,le ostetriche hanno offerto la loro disponibilità sin da subito ad incontrare, di pomeriggio, presso il locale Consultorio Familiare gli studenti che volessero approfondire i temi o per un consulto o consigli individuali. Un servizio utile per i giovani, per la prevenzione, per la informazione e per comprendere il ruolo strategico e insostituibile delle ostetriche nel mondo."

Franco Lofrano

Desidero ringraziare vivamente per la preziosa collaborazione, il costante sostegno e la professionalità avuti nella realizzazione di questo progetto dalla Prof.ssa Teresa Capursi, professore aggregato in Ostetricia e Ginecologia della facoltà di "Medicina e Chirurgia" dell'Università degli Studi di Bari e il Dott. Nicola Lisanti, Dirigente medico presso U.O. di Ostetricia e Ginecologia dell'Ospedale di Ferrari di Castrovillari (Cs).

Inoltre ringrazio i Dirigenti scolastici:

- *Prof.ssa Clara Latronico, dirigente dell' "Istituto Tecnico e Commerciale G. Filangeri" di Trebisacce (CS)*

- *Prof.ssa Adriana Grispo, dirigente dell' "IPSIA E. Aletti" di Trebisacce (CS)*

- *Prof. Tullio Masseri, dirigente del "Liceo scientifico G. Galilei" e del "Liceo classico Alessi Di Turi" di Trebisacce (CS)*

per avermi concesso l'autorizzazione alla raccolta dei dati tra le studentesse frequentanti le loro scuole.

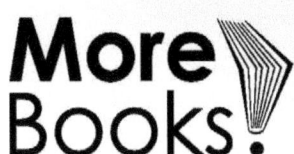
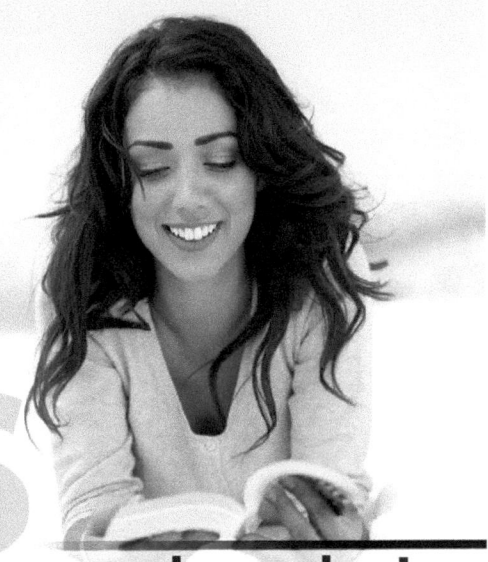
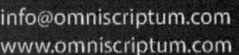
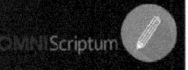

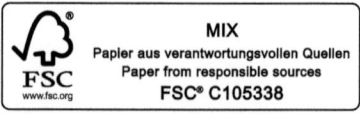